ALTERNATIV HEILEN

Herausgegeben von Gerhard Riemann

Dr. Dieter Knapp war viele Jahre als Entwicklungsingenieur in leitender Position bei mehreren Großunternehmen auf dem Gebiet der Grundlagenforschung für Elektromedizin tätig. Der frühe Krebstod seiner Frau konfrontierte ihn mit den begrenzten Möglichkeiten schulmedizinischer Behandlung und initiierte seine Suche nach alternativen Diagnose- und Therapiemöglichkeiten. 1979 gründete Dr. Knapp das »Private Forschungsinstitut für Biophysik und bioenergetische Medizin«. In seinem ausschließlich aus eigenen Mitteln finanzierten Institut werden naturheilkundlich orientierte Diagnose- und Therapieverfahren entwickelt, die ohne Belastung für den Menschen anwendbar sind.

W0076657

Dieses Buch wurde auf chlor- und säurefreiem Papier gedruckt.

Originalausgabe Mai 1996
Copyright © 1996 Droemersche Verlagsanstalt Th. Knaur Nachf., München
Das Werk einschließlich aller seiner Teile ist urheberrechtlich geschützt.
Jede Verwertung außerhalb der engen Grenzen des Urheberrechtsgesetzes ist
ohne Zustimmung des Verlages unzulässig und strafbar.
Das gilt insbesondere für Vervielfältigungen, Übersetzungen, Mikroverfilmun-
gen und die Einspeicherung und Verarbeitung in elektronischen Systemen.
Umschlagillustration: Susannah zu Knyphausen
Satz: Ventura Publisher im Verlag
Lektorat: Ralf Lay, Mönchengladbach
Druck und Bindung: Ebner Ulm
Printed in Germany
ISBN 3-426-76127-0

5 4 3 2 1

Dr. Dieter Knapp

Unser strahlender Körper

Energiefeldfotografien für Diagnose und Heilung

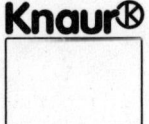

Dieses Buch ist meiner lieben Frau herzlichst gewidmet, ohne deren enorme Tatkraft und Unterstützung in meinem Institut diese Arbeit nicht möglich gewesen wäre.

Inhalt

Vorwort

Beruflich war ich lange Zeit in der Forschung auf dem Gebiet der Elektromedizin und der Elektrophysik tätig. Obwohl ich eine leitende Position bekleidete, veranlaßte mich der Wunsch nach mehr Selbständigkeit, die Arbeit in der Industrie aufzugeben. Was ich bis dahin als Hobby betrieb – die Musik und die Elektronik –, wurde zu meinem neuen Tätigkeitsfeld. Ich gründete ein Musikfachgeschäft und ein Schallplattenstudio.

Dann kam der Schicksalsschlag: Meine Frau erkrankte an Krebs! Zunächst glaubte ich, die klassische Medizin könne ihr helfen. Als ich jedoch – leider zu spät – merkte, daß man bei ihr auf schulmedizinischem Weg nicht weiterkam, stellte ich selbst Nachforschungen an und kam dadurch mit vielen Wissenschaftlern und Forschern in Kontakt, die zwar als Außenseiter gelten, weil sie sich mit alternativer Medizin, mit Erfahrungsheilkunde, Radiästhesie, Ernährung und ähnlichem ernsthaft auseinandersetzen. Sie hatten aber solch beeindruckende Kenntnisse und Erfahrungen, daß sie meiner Vermutung, ich sollte besser nicht ausschließlich der klassischen Medizin mein volles Vertrauen schenken, großen Auftrieb gaben. Meist waren es Wissenschaftler, die allein ihren Weg gehen, bekämpft von mächtigen Lobbys, die befürchten, ihr Gesicht – und ihre Umsätze – zu verlieren.

Die heutige Schulmedizin, die sehr viel Geld für die Forschung zur Verfügung hat, ist meist nur in der Lage, die äußeren Symptome von gesundheitlichen Störungen zu bekämpfen, aber nicht die zugrundeliegende Krankheit zu heilen. Auf dem Gebiet der alternativen Medizin hingegen lernte ich viele Methoden kennen, die auf einem anderen Verständnis von Krankheit basieren, auch solche, mit denen man »die Geißel Krebs« bezwingen kann.

Meine Erkenntnisse, die ich durch Nachforschungen anläßlich der Krankheit meiner Frau erlangte, beeindruckten mich so stark, daß ich mich auch nach ihrem Tod weiter mit diesem Gebiet befaßte und aus eigenen Mitteln ein privates Forschungsinstitut für Radiästhesie und Biophysik gründete. Dieses Institut, das mittlerweile in »Institut für bioenergetische Medizin« unbenannt wurde, dient zur Förderung der Erfahrungsheilkunde und zur Erforschung neuer biomedizinischer Diagnose- und Therapiemethoden.

Oft bringt den Menschen erst eine schwere Krankheit zum Nachdenken über sein bisheriges Leben und was er in bezug auf die Gesunderhaltung für sich eigentlich getan hat. Die Bilanz ist dann meistens nicht so gut. Ich denke, daß jeder, ob gesund oder krank, stets die Motivation zu einem gesunden, aktiven Leben in sich tragen sollte.

Der Wunsch, natürlich und gesund zu leben, ist jedoch nicht leicht in die Tat umzusetzen. Denn natürliche Gesundheit ist keineswegs eine Selbstverständlichkeit. Steigende Umweltbelastungen und ungesunde Lebensführung begünstigen mehr und mehr Krankheiten wie Krebs, Rheuma, Herz- und Kreislauferkrankungen, Asthma, Allergien usw. Seit etwa fünfzig Jahren ist ein deutliches Ansteigen dieser Krankheiten erkennbar. Während die klassische Medizin Hervorragendes im Akut- bzw. Notfallbereich zu leisten vermag, ist sie jedoch nicht in der Lage, die steigende Tendenz dieser sogenannten Zivilisationskrankheiten aufzuhalten. Der Pro-Kopf-Aufwand an ärztlichen Dienstleistungen hat zur Zeit einen Höchststand in der Geschichte unseres Landes erreicht. Paradoxerweise werden die Menschen aber nicht gesünder. Nach Meinung von Experten nimmt die Krankheitshäufigkeit immer mehr zu. Das Ergebnis einer statistischen Untersuchung von zehntausend Patienten zeigt, daß Vorsorgemaßnahmen, wie sie zur Zeit noch gehandhabt werden, völlig unzureichend sind. Von fünftausend Patienten, die regelmäßig Vorsorgeuntersuchungen in Anspruch nahmen, starben in sieben Jahren genauso viele wie bei der gleichen Zahl Patienten ohne Vorsorgeuntersuchungen. Die Häufigkeit der Arbeitsunfähigkeit unterschied sich in beiden Gruppen ebenfalls nicht. Dies bedeutet, daß die momentan praktizierte Art der Prävention untauglich ist. Abgesehen von den immensen Kosten, die entstehen und die wir alle tragen müssen, ist letztlich immer der Betroffene der »Leid-Tragende« (Zahlen nach Walter Krämer, siehe Literaturverzeichnis).

Die Erfahrungsmedizin oder Naturheilkunde bietet hingegen gute Möglichkeiten sowohl der Früherkennung bzw. Verhinderung zahlreicher Erkrankungen als auch ihrer Heilung oder Linderung. Obwohl nicht »wissenschaftlich« anerkannt, werden ihre Heilerfolge sogar von Universitäten bestätigt, so daß auch immer mehr Krankenkassen die Behandlungskosten dieser sanften Medizin übernehmen. Der Trend zur natürlichen Medizin ist unverkennbar. Laut einer Allensbach-Umfrage möchten 80 Prozent der Bevölkerung naturheilkundlich betreut werden. Diese Tendenz ist auch an der Tatsache erkennbar, daß gut geführte naturheilkundliche Praxen Wartezeiten von einigen Wochen haben: »Wer heilt, hat recht« – und braucht keine Reklame!

Mittlerweile besteht folglich ein großer Bedarf, diese altbewährten Heilmethoden noch intensiver zu erforschen. Dazu sind Diagnose- und Testmethoden erforderlich, mit denen kybernetisch-informatorische* Prozesse in lebenden Organismen über-

---

* Zur Erklärung einzelner Fachbegriffe siehe auch das Glossar am Ende dieses Buches.

13

prüfbar gemacht werden können, welche in Wirkbereichen liegen, die mit herkömmlichen Mitteln nicht erfaßbar sind. Solche Methoden werden in diesem Buch vorgestellt.

Bei einer gesunden Lebensführung spielt unter anderem die vollwertige Ernährung eine bedeutende Rolle. Auch hier sind neue Überprüfungsmethoden für die Qualität der Lebensmittel erforderlich, die schnelle und zuverlässige Ergebnisse liefern.

Neben der Reinhaltung der Luft hat die Qualität des Wassers höchste Priorität für unser Leben. Untersuchungen zeigen alarmierende Ergebnisse über den Zustand unseres Trinkwassers. Das Wasser ist heute so stark mit Schadstoffen belastet, daß die Versorgungseinrichtungen nur noch mit großer Mühe die gesetzlich vorgeschriebenen Grenzwerte erreichen können.

Dies sind lediglich einige Beispiele für Probleme, mit denen ich mich im Rahmen meiner Forschungen beschäftige. Seit 1979 wird in meinem Institut an der Entwicklung und Erforschung von erfahrungsheilkundlichen Diagnose- und Therapiemethoden gearbeitet, die ohne Belastungen (»Nebenwirkungen«) für den Menschen anwendbar sind.

Das »PLASMAPRINT System Knapp«* beispielsweise, das ebenfalls aus diesen Forschungsarbeiten hervorging, wurde an der Universität Heidelberg erfolgreich erprobt. Die Tatsache, daß seit 1985 viele schwerkranke Patienten durch unsere Verfahren mit Erfolg behandelt wurden, legt eigentlich nahe, ihre Entwicklung entsprechend zu fördern. Leider wurde die Förderung jedoch von ministerieller Seite abgelehnt. Begründung: Es stehen hierfür keine Mittel zur Verfügung. Aber weil die Verfahren, die aus diesen privat finanzierten Forschungsarbeiten hervorgingen, in unserer Praxis so erfolgreich angewandt werden, zeigen selbst Ärzte und Universitäten Interesse. Außerdem berich-

---

* PLASMAPRINT, COLORPLATE und COLPRINTO sind eingetragene Warenzeichen.

ten die Presse, das Fernsehen und der Rundfunk über unsere Methoden und die damit erreichbaren Heilerfolge.

Auch dieses Buch soll einen Beitrag dazu leisten, daß die praxiserprobten Diagnose- und Therapiemethoden einem breiten Publikum bekannt werden. Durch ausführliche, allgemeinverständliche Beschreibungen und anschauliche Beispiele möchte ich dem Leser Informationen zugänglich machen, die ihm helfen, sein Leben besser und gesünder zu gestalten. Ein besonderes Anliegen ist mir dabei, meine Erfahrungen mit dem Thema Krebs praxisnah darzulegen, um den Betroffenen eine Entscheidungshilfe zu geben für den Weg, den sie bei der Bekämpfung dieser Krankheit einschlagen wollen.

Dr. rer. nat. Dieter Knapp
im Frühjahr 1996

1 Das Energiefeld des Körpers

In der Wissenschaft wird Energie als eine physikalische Größe definiert. Um Energie zu erzeugen, muß wieder Energie verbraucht – oder umgewandelt – werden. Sie ist in verschiedenen Formen vorhanden. Die zur Zeit üblichen energieerzeugenden Techniken benötigen grundsätzlich einen »Energiegeber« wie zum Beispiel Kohle, Öl, Kernmaterial, Wind, Wasser, Sonne und einen Energiewandler wie das Kraftwerk, den Elektro- oder Verbrennungsmotor, den Solarwandler bzw. Wärmetauscher. Im eigentlichen Sinne wird Energie also nicht erzeugt, sondern nur »umgewandelt«; das heißt, Energie kann sich letztlich nicht verbrauchen, sondern sie ist in irgendeiner Form immer gegenwärtig. Die Physik spricht in diesem Fall von den Energieerhaltungssätzen.

Durch Energieumwandlung wird auch Leben erschaffen und erhalten. Jede Zelle hat ihren eigenen Stoffwechsel, der Vitalstoffe in Lebensenergie umwandelt und damit die Steuerung der Lebensprozesse ermöglicht. Wenn der Mensch keine Nahrung mehr zu sich nimmt – oder nicht mehr fähig ist, diese ausreichend in die notwendige Vitalenergie umzuwandeln –, ist er nach einer gewissen Zeit nicht mehr lebensfähig. Für alle Lebewesen spielt es dabei weniger eine Rolle, wieviel Nahrung sie zu sich nehmen, wichtiger ist, mit welcher »Güte« diese in Energie umgesetzt wird. Unter »Güte« verstehe ich die beste Verwertung der Nahrung. Auf diese Zusammenhänge – die Verwertung der Nahrung und die Auswirkung auf das Wohlbefinden – will ich jedoch erst später ausführlich eingehen.

Die Aura – das Energiefeld des Menschen

Seit der frühesten Geschichte befassen sich die Menschen mit dem Phänomen der Lichterscheinungen, die um Menschen, aber auch um Tiere, Pflanzen und Minerale nachweisbar sind. Als eine der ersten Darstellungsformen dieses Energiefeldes, der sogenannten Aura, wird beispielsweise der Heiligenschein aufgefaßt, ein strahlenförmiger Lichtkranz, der den Kopf, aber auch den gesamten Körper des Menschen umgeben kann. Dieses auch Nimbus oder Aureole genannte Energiefeld wurde in fast allen Kulturen zur Abbildung von Herrschern, Priestern oder Göttern verwandt.

In vielen Fällen dürfte es sich dabei zwar nicht um die wirklichkeitsgetreue Wiedergabe tatsächlich sichtbarer Energiefelder handeln. Diese Darstellung wurde nämlich auch zur rein symbolischen Sichtbarmachung der besonderen persönlichen Ausstrahlungskraft der Abgebildeten gewählt. Dennoch wird durch die Fülle der Darstellungen auf der ganzen Welt eindeutig belegt, daß den Menschen das Phänomen der Lichterscheinungen seit langem bekannt ist

Sensitiven wird die Fähigkeit zugesprochen, die Aura sehen zu können. In Ausnahmefällen soll die Leuchterscheinung aber auch für »Normalsterbliche« sichtbar sein. Leider gibt es bei den Aurasehern häufig unterschiedliche oder sogar widersprüchliche Interpretationen hinsichtlich der Farben und der Ausdehnung der Ausstrahlung, und bei so manchem drängt sich der Verdacht der Scharlatanerie förmlich auf. Dennoch sind einige von ihnen in der Lage, verblüffend exakte Diagnosen etwa von gesundheitlichen oder seelischen Störungen zu stellen. Sie tun dies darüber hinaus über längere Zeiträume mit solch konstanter Sicherheit, daß es sich eigentlich nicht um einen »Zufall« handeln kann.

Die Faszination, die von diesem Phänomen ausging, veranlaßte die Menschen immer wieder dazu, die Aura zu erforschen und womöglich sichtbar zu machen. Ein Ansatzpunkt war beispielsweise die Entdeckung des »animalischen Magnetismus« durch den deutschen Arzt Franz Anton Mesmer (1734–1815): Eine Kraft, das »magnetische Fluidum«, entströmt ihm zufolge dem menschlichen Körper und ist durch eine »Fluidalbrücke« auf andere Personen übertragbar. Der deutsche Chemiker und Naturphilosoph Carl Ludwig Freiherr von Reichenbach (1788 bis 1869) nannte diese Energie Od. Bei seinen Versuchen waren sensitive Menschen in der Lage, in einem verdunkelten Raum die »odische Lohe« als leuchtende Strahlung zu sehen.

Um die Deutung des Phänomens bemühte sich auch die Theosophie. Die englische Frauenrechtlerin, Sozialreformerin und Esoterikerin Annie Besant (1847–1933) und ihr Landsmann, der ursprünglich anglikanische Geistliche Charles Webster Leadbeater (1847–1934), lehnten sich bei der Beschreibung der Aura in ihren gemeinsam herausgegebenen Büchern an die hinduistische Philosophie an.

Zum Anfang unseres Jahrhunderts gelang es offensichtlich dem englischen Arzt Walter Kilner (1847–1920) erstmals, die bis dahin nur von Sensitiven wahrnehmbare Aura sichtbar zu machen. Durch eine mit Dicyanid gefärbte Glasscheibe (Kilner-Schirm) konnte er die menschliche Aura sehen. Es handelte sich Kilner zufolge um eine Strahlungswolke von etwa 15 bis 20 Zentimetern um den Körper, die ihre Größe und Farbe bei Einflüssen wie Müdigkeit, Krankheit oder wechselnden Stimmungen veränderte.

Die erste Aurafotografie scheint – nach jahrelangem Forschen – dem russischen Elektronikingenieur Semjon Davidowitsch Kirlian und seiner Frau Walentina Krisanowa im Jahr 1958 gelungen zu sein. Bei der sogenannten Kirlian-Fotografie werden unter dem Einfluß von hochfrequentem Strom (100 kHz) selbstleuchtende Entladungskanäle organischer oder anorganischer Objekte (zum Beispiel Fingerspitzen), die zu Elektroden geworden sind, unmittelbar auf das fotografische Material übertragen. Auf die Kirlian-Fotografie kommen wir noch mal im Kapitel über die Elektrographie zu sprechen.

Trotz dieser und in dem vorliegenden Buch beschriebenen Methoden kann die Wissenschaft solcherlei Phänomene noch nicht zufriedenstellend erklären. Man äußert sich daher nur ungern zu diesen Themen. Doch scheint es einen Lichtschimmer am Horizont zu geben. Neuerdings hat man nämlich entdeckt, daß die Geschwindigkeit der Lichtquanten noch von anderen Teilchen übertroffen wird. Das bedeutet, es gibt ein Medium, das aller Wahrscheinlichkeit nach schneller als Licht ist – aber die Wissenschaftler wissen zur Zeit noch nicht so recht damit umzugehen. Wer weiß, vielleicht finden sie ja gerade in diesem Medium eine Erklärung für die Aurastrahlung.

Der Begriff »bioenergetisch«

Da die Naturwissenschaft sich mit dem Begriff »Aura« so schwer tut und weil er mit so vielen Vorurteilen belastet ist, habe ich mich schon im Jahr 1979 dafür entschieden, für die in diesem Buch beschriebenen Strahlungsphänomene das Wort »bioenergetisch« zu verwenden. Dieser Begriff soll Strahlungen oder Strahlenbilder bezeichnen, die von jedem lebenden Substrat – aber auch von organischen und anorganischen Objekten – ausgehen, jedoch nicht unmittelbar mit dem physikalischen Begriff »Strahlung« in Zusammenhang gebracht werden können.

Die Existenz dieser Strahlung war den Heilern schon zu allen Zeiten in der ganzen Welt bewußt. Bereits das *Huang-ti nei-ching (Des Gelben Kaisers klassisches Buch der Inneren Medizin)*, das wahrscheinlich im dritten oder zweiten vorchristlichen Jahrhundert entstanden ist, dessen Inhalte aber auf jahrtausendealten Erfah-

rungen beruhen dürften, beschreibt die Existenz der Lebensenergie Ch'i, die in bestimmten Kanälen durch unseren Körper
fließt. Wenn das Gleichgewicht ihrer Aspekte Yin und Yang gestört ist, wird die Gesundheit beeinträchtigt. Zur Wiederherstel-
lung des Gleichgewichts und damit der Gesundheit wird vor allem die Technik der Akupunktur eingesetzt, ein physikalisches,
nicht chemisches Therapieverfahren.
Auch in den alten religiösen Schriften der Hindus wird von Behandlungen mit Magnetstäben, Eisen und Edelsteinen berichtet, deren Wirkung ebenfalls physikalischer Natur ist. Im Sans-
krit heißt die Lebenskraft »Prana«.
Die in diesen und anderen, auch moderneren erfahrungsheilkundlichen Systemen beschriebenen bioenergetischen Reaktionen werden physikalisch ausgelöst. Das heißt, bioenergetische Wirkungen haben einen physikalischen Ursprung – im
Gegensatz zur allopathischen Wirkung, deren Ursprung in der
Regel in dem Einsatz chemischer Substanzen liegt. Bioenergetische Medizin befaßt sich daher hauptsächlich mit bio-
physikalisch-elektrischen Vorgängen in und an lebenden Systemen.
Der in den letzten zweihundert Jahren verhältnismäßig schnelle
Aufschwung der Allopathie oder Schulmedizin – der natürlich
auch wirtschaftliche Interessen weckte – führte zur Vernachläs-
sigung vieler solcher überlieferter erfahrungsheilkundlicher
Therapien, die wirkungsvoll, darüber hinaus für die Patienten
relativ preiswert waren. Sie blieben sozusagen auf der Strecke
nach dem Motto: »Wirkung zwar erkannt – aber wirtschaftlich
nicht interessant!«
Zu diesen bioenergetischen Therapien zählen unter anderem
physikalische Behandlungen wie Kneippkuren, Wärme-und-
Kälte-Therapie, Bestrahlungen, Reizstrom oder Chiropraktik.
Man zählt sie zu den sogenannten grobstofflichen Methoden.
Grobstofflich bedeutet in diesem Zusammenhang, daß man

Wirkeffekte mit normalen physikalischen Meßmethoden nachweisen kann.

Es gibt allerdings auch feinstoffliche Methoden, die im allgemeinen schwer physikalisch definierbar sind, aber dennoch erstaunliche therapeutische Möglichkeiten erschließen. Da zu dem verhältnismäßig hohen gesundheitlichen Effekt keine schädlichen Nebenwirkungen bei feinstofflichen Behandlungen auftreten, sind diese Therapien für die Betroffenen von um so höherem Nutzen. Zu den feinstofflich-bioenergetischen Methoden gehören zum Beispiel Homöopathie, Bachblütentherapie, Akupunktur, Laser- und Elektroakupunktur, Transmitter-, Farb- und Edelsteintherapie, Handauflegen, Fernheilung und in gewissem Maße auch Meditationstechniken, um nur einige zu nennen.

Obwohl die feinstofflich-bioenergetischen Heilmethoden sich seit Jahrtausenden bewähren, verschließt sich ihnen die moderne Schulmedizin hauptsächlich aus dem Grunde, weil ihr die Mittel fehlen, die Wirkung dieser subtilen Therapien »wissenschaftlich« nachzuweisen. In den weiteren Kapiteln dieses Buches werde ich jedoch mit Hilfe der in meinem Institut entwickelten Methoden zeigen, daß bioenergetische Strahlungen nicht nur am Menschen, sondern auch an Pflanzen, Tieren, Wasser, Edelsteinen, Medikamenten und vielem mehr nachweisbar sind.

Doch bevor wir damit beginnen, halte ich es für wichtig, noch ein paar einleitende Worte zum Thema Krankheit und Gesundheit aus der Perspektive einer ganzheitlichen Betrachtung des Menschen anzumerken.

2 Bioelektrische Energie und Gesundheit

Am Anfang jedes Lebens steht die »bioelektrische Energie«. Ohne diese Energie kann kein Leben entstehen, können keine Körperzellen wachsen bzw. sich teilen. Alles Leben wird von dieser Energie gelenkt. Gefühle, Denkprozesse, Bewegung, unsere fünf Sinne funktionieren nicht ohne diese steuernde Energie.

Jeder Mensch hat vom Anfang seines Lebens an sein individuelles »Gesundheitspotential«. Dies kann man sich als ein »Reservoir« an Energie vorstellen, mit dem der Organismus haushalten muß – ähnlich wie mit einem Bankkonto, das als Reserve dient. Denn es ermöglicht dem Körper, schützend auf schädliche Einwirkungen von außen zu reagieren bzw. gesundheitliche Ungleichgewichte möglichst bald auszugleichen, wenn der normale Aufwand an Energie, der zur Gesunderhaltung notwendig ist, nicht mehr ausreicht. Dies ist beispielsweise bei einer Krankheit der Fall. Dann werden die Energiereserven so stark beansprucht, daß man dem Körper genügend Zeit und Schonung zur Genesung gewähren muß, damit sie wieder »aufgefüllt« werden können.

Werden die Reserven schnell verbraucht, zum Beispiel durch ungesunde Lebensweise oder Umweltbelastungen, so besitzt der Körper irgendwann keine ausreichenden Abwehrkräfte mehr, und er ist dann sehr anfällig für Krankheiten, die meistens an seinen schwächsten Stellen entstehen. Mattheit, das Gefühl, daß man seine Aufgaben nicht mehr bewältigen kann, Unausgeglichenheit, Unruhe, Schlaflosigkeit und dergleichen sind Anzeichen dafür, daß der Körper seine Energiereserven im Übermaß verbraucht. Schädliche Umwelteinflüsse, falsche Ernährung, Rauchen, Drogen-, Alkohol- und Arzneimittelmißbrauch sind Beispiele für Schädigungen physischer Natur, welche die Abwehrenergie sehr schnell und vor allem zu früh zur Neige gehen lassen. Außerdem können aber auch falscher Umgang mit Streß bzw. soziale und psychische Probleme – wenn sie verdrängt werden – auf körperlicher Ebene eine Ausdrucksmöglichkeit suchen und als Krankheitssymptome sichtbar werden.

Sieht man einmal von den genetisch bedingten oder »Erbkrankheiten« ab, sind insbesondere die degenerativen und die chronischen Erkrankungen als ein Signal des Körpers anzusehen, mit dem er mitteilen will, daß etwas mit dem Energiehaushalt bzw. der Lebensweise des Betreffenden nicht stimmt. Erkennt der Mensch diese Signale rechtzeitig und ändert er sein Leben nach bzw. während einer erfolgreichen Therapie entsprechend, stehen seine Chancen, wieder gesund zu werden, in den meisten Fällen sehr gut. Ich habe mich mit vielen Menschen unterhalten, die ehemals schwer krank waren, sogar mit solchen, die Krebs hatten und nun offensichtlich wieder völlig gesund waren. Sie alle bestätigten, sie hätten ein völlig neues Leben begonnen – unter körperlichen wie auch seelischen Gesichtspunkten –, und viele von ihnen bedauerten, daß sie nicht schon eher auf die Signale ihres Körpers gehört hatten.

Das Immun- und das Reparatursystem des Körpers

Das einwandfreie Arbeiten unseres Abwehr- oder Immunsystems ist lebenswichtig. Ohne diesen Schutzschild hätte schon ein harmloser Infekt tödliche Folgen.

Das Immunsystem ist kein zentrales Organ. Es besteht vielmehr aus einem hochspezialisierten Kommunikationsnetzwerk aus Organen, Zellen und Eiweißkörpern, die an verschiedenen Stellen des Organismus lokalisiert sind. Einige Teile des Immunsystems liegen beispielsweise in den Mandeln, dem lymphatischen Rachenring, der Thymusdrüse, der Milz, den Lymphknoten, dem Blinddarm, dem Dünndarm und dem Knochenmark. Eine wichtige Komponente ist die Haut einschließlich der Schleimhäute. Wenn dieser »Schutzwall« von schädlichen Eindringlingen überwunden wird, zum Beispiel infolge einer Verletzung, werden weiße Blutzellen alarmiert.

Diese Zellen haben verschiedene Aufgaben und sind zum Teil hoch spezialisiert: Die thymusabhängigen T-Lymphozyten beispielsweise haben unter anderem die Aufgabe, schädliche Fremdkörper zu erkennen und zu zerstören. Die B-Lymphozyten, welche im Knochenmark gebildet werden und ohne Thymuspassage direkt ins Blut gelangen, produzieren Antikörper, die sogar eine Gedächtnisfunktion haben: Diese Funktion erlaubt bei Gefahr das Abrufen von Maßnahmen, die der Organismus früher schon einmal mit Erfolg bei der Bekämpfung gesundheitsschädlicher Substanzen eingesetzt hat. Es besteht sozusagen die Möglichkeit, körpereigene Rezepturen abzulegen und bei Bedarf wieder zu aktivieren.

Bei manchen Menschen kann es zu unkontrollierten Reaktionen von Lymphozyten kommen: Durch eine »falsche Schulung« oder Information – die genauen Ursachen sind noch nicht restlos geklärt – wenden sie sich dann gegen körpereigene gesunde Zellen. Sie sehen die eigenen Zellen als Fremdkörper an, was zu Autoaggressions- bzw. Autoimmunkrankheiten führt, zum Beispiel multipler Sklerose oder Morbus Crohn.

Eine weitere wichtige Gruppe von Zellen, die sich am Abwehrkampf beteiligen, sind die Makro- (= großen) und die Mikrophagen (= kleinen Freßzellen). Sie beseitigen Schlacken und Parasiten aus dem Blut oder Gewebe. Ihre Ausscheidungen wiederum enthalten sogenannte Botenstoffe mit Informationen für die T-Zellen.

Darüber hinaus gibt es die sogenannten zytotoxischen (= zellschädigenden) T-Killerzellen und die natürlichen Killerzellen, die nicht durch spezielle Antigene aktiviert werden müssen. Sie sind ständig auf der Suche nach Krebszellen oder Zellen, die durch Viren infiziert sind. Durch bestimmte Substanzen oder Bestandteile von Bakterien werden sie an Entzündungsherde gelockt. Bei schweren degenerativen Erkrankungen wie zum Beispiel Krebs sind die Killerzellen »träge und unachtsam«, sie können ihre Aufgaben nicht mehr erfüllen.

All diese und andere Funktionen des Immunsystems können wie gesagt nicht nur durch physische Einwirkungen beeinträchtigt werden, sondern sie sind auch in hohem Maße abhängig von unserer emotionalen Befindlichkeit. So haben beispielsweise Depressionen über den Einfluß von Hormonen eine dämpfende Wirkung auf die Abwehrkraft unseres Körpers, was ihn für einfallende Krankheitserreger empfänglicher macht. Solche Zusammenhänge werden auch bei unseren Untersuchungen des bioelektrischen Feldes beobachtet, so daß Rückschlüsse von der Dynamik der Gefühle auf den Gesundheitszustand des Menschen gezogen werden können. Auf diese Weise werden immer sicherer auch wissenschaftlich nachvollziehbar Phänomene bestätigt, die der Erfahrungsmedizin schon seit jeher bekannt sind und bereits vor langem im Volksmund Ausdruck gefunden haben – so dürfte doch jedem geläufig sein, daß Kummer krank macht und Lachen die beste Medizin ist.

Wie beim Immunsystem, das die Entstehung von Krankheiten bekämpft, spielt die bioelektrische Energie offenbar auch eine wichtige Rolle beim Reparatursystem des Körpers. Das Regenerationsvermögen, durch das die Organe beschädigte Strukturen des Körpers zu ersetzen oder wiederzubeleben imstande sind, basiert nach allgemeiner Auffassung auf genetischen Programmen. Diese sorgen dafür, daß – etwa nach Verwundungen – genau die richtigen Zellen an den entsprechenden Körperstellen in der richtigen Anzahl gebildet werden. Viele Untersuchungen haben aber auch ergeben, daß die elektrischen Felder in der Umgebung der Wunden eine morphogenetische (= formbildende) Funktion haben.

Bei Versuchen mit Salamandern, die in der Lage sind, abgetrennte Gliedmaßen neu zu bilden, wurden über dem Stumpf des amputierten Glieds elektrische Potentiale gemessen. Die Heilung der Wunden ging stets mit einer charakteristischen Veränderung des elektrischen Potentials einher.

Dieses körpereigene elektrische Regenerationssystem der niederen Tiere scheint bei den Säugetieren und beim Menschen während der Evolution verlorengegangen zu sein. Die Forschungen beispielsweise des amerikanischen orthopädischen Chirurgen Robert O. Becker hingegen zeigten, daß Säugetiere und Menschen ein ähnliches bioelektrisches Regenerationssystem haben, das allerdings nicht so ausgeprägt ist (vgl. dazu und zum folgenden Marco Bischof: »Das ›Lebensfeld‹«; siehe Literaturverzeichnis).

So erzielte Becker etwa bei der Heilung von Knochenbrüchen große Erfolge durch den gezielten Einsatz schwacher Stromstöße, welche die natürlichen Felder in den Knochen imitierten. Englische Ärzte entdeckten, daß bei Kindern, die ihre Fingerspitzen verloren hatten, die fehlenden Glieder mit Hilfe elektrischer Stimulation wieder nachwachsen konnten.

Auch bei der in unserem Institut durchgeführten ATM-Therapie werden unter anderem durch Erzeugen von »induzierenden Strömen« in dem zu therapierenden Körperteil die natürlichen Reparaturmechanismen angeregt (siehe 8. Kapitel). Bei der Krebsbehandlung können durch solche Therapien Tumore abgebaut werden.

Diese und weitere Erkenntnisse legen den Schluß nahe, daß bioelektrische Felder den Genesungsprozeß steuern. Becker zufolge wachsen bei Verletzungen vor der Zellerneuerung zuerst Nerven in das zerstörte Gewebe, die elektrische Felder erzeugen. Diese wiederum können durch externe Elektrostimulation beeinflußt werden, um maßgeblich zum Erfolg des Heilungsprozesses beizutragen.

Die Haut – das Superorgan

Das von der Oberfläche her größte Organ unseres Körpers ist die Haut. Sie schützt die inneren Organe vor schädlichen äußeren Einflüssen und dient als Temperaturregulator.

Mit Hilfe des Säuremantels bzw. der Abwehrenzyme der Haut und Schleimhaut (Lysozyme) werden Bakterien abgehalten und sogar abgetötet. Das Milieu der Haut bestimmt auch ihre elektrischen Eigenschaften und wirkt sich entsprechend auf die bioenergetischen Abstrahlungen des Körpers aus (dazu mehr in den Kapiteln über die Verfahren PLASMAPRINT und COLPRINTO). Die Haut ist sozusagen ein wichtiger Informationsträger, in dem ständig elektrische Signale zur Steuerung körpereigener Funktionen fließen.

Durch Öffnen und Schließen der Poren (Frieren und Schwitzen) kann die Haut größere Außentemperaturschwankungen ausgleichen und unsere innere Temperatur von zirka 37 Grad Celsius aufrechterhalten. Bei biologischen Störungen (zum Beispiel Entzündungen) werden über die Haut, aber auch durch außergewöhnliche Temperaturregulationen (etwa bei Fieber oder Schüttelfrost) natürliche Selbstheilungsmaßnahmen des Körpers eingeleitet, indem sie den Stoffwechsel stark fördert oder verlangsamt. Die »Transportwege« von Sauerstoff, die der elektrisch-biologischen Vorgänge sowie der Nervenstränge liegen eingebettet in unsere Haut. Störungen der Hautoberfläche und ihres bioenergetischen Feldes korrespondieren daher auch immer mit unseren inneren biologischen Vorgängen.

Anhand der Beschaffenheit und Farbe der Haut können wir Rückschlüsse ziehen auf Krankheiten innerhalb unseres Körpers. Durch äußere Anwendungen, etwa kneippsche Behandlungen, Bäder und Öle, können wir über das äußere Organ eine Heilung im Inneren erreichen. Kurz gesagt: Eine gesunde Haut ist eine wesentliche Voraussetzung für die Gesundheit des gesamten Organismus.

Ebenso wie sich in der Haut Schmerzrezeptoren befinden, die auf aggressive Reize reagieren, beherbergt sie auch Berührungskörperchen, die nur auf Berührung bzw. Streicheln ansprechen. Unser Superorgan ist also nicht »nur« für den Körper da, sondern ebenso für die Seele, denn es kann Glücksgefühle vermitteln: angefangen beim Säugling, der durch den Hautkontakt mit den Eltern Liebe und Geborgenheit verspürt, bis zum Erwachsenen, der die Zuneigung über die Haut an seinen Partner oder sein Kind weitergibt.

3 Die modernen bioenergetischen Diagnosemethoden

Schulmediziner versuchen in der Regel, den Bereich einer Erkrankung möglichst genau zu lokalisieren und diesen dann vom vermeintlich gesunden Rest des Körpers gedanklich abzutrennen. Daher sind auch die meisten diagnostischen Verfahren so gewählt, daß sie so präzise wie möglich die lokalen anatomischen und physiologischen Verhältnisse erfassen können. Röntgenaufnahmen, Kernspin Computertomographie, Ultraschallaufnahmen, Mammographie, endoskopische Untersuchungen usw. sind moderne Diagnoseverfahren, die auf dieser Basis arbeiten.

Das Prinzip der klassischen Medizin hat sich jedoch seit Jahrhunderten nicht verändert; die Diagnoseverfahren und -apparate wurde nur verfeinert und zeigen lediglich morphologische (= die äußere Form betreffende) Veränderungen der Organe oder Zellstrukturen, ohne die viel wesentlicheren zugrundeliegenden Ursachen einer Störung aufzeigen zu können. Eine frühe Erkennung in der Präventivmedizin ist aber einer der wichtigsten Faktoren für die Erhaltung der Gesundheit bzw. eine erfolgreiche Behandlung von Krankheiten im Anfangsstadium. Nahezu alle Methoden in der schulmedizinischen Praxis weisen hier mehr oder weniger Schwächen und gravierende Nachteile auf. Das sind zum Beispiel die folgenden:

– Die Strahlenbelastung ist zu hoch. (Laut der TV-Sendung »Monitor« vom 20. April 1995 sterben in Deutschland jährlich

zirka zwanzigtausend Menschen an den Folgen von Röntgenstrahlung durch diagnostische Maßnahmen der Medizin!)
– Die Untersuchungen sind teilweise sehr schmerzhaft.
– Die Prozedur ist in der Regel zeitaufwendig.
– Die Ergebnisse verfügen nur über eine eingeschränkte Aussagefähigkeit und haben lediglich
– beschränkte Anwendbarkeit.
– Darüber hinaus sind die Untersuchungen immer mit einem hohen finanziellen Aufwand verbunden.

Da pathologische Veränderungen erst in einem relativ späten Stadium erkennbar sind, etwa wenn ein Tumor schon eine bestimmte Größe erreicht hat oder Lymphknotenmetastasen ertastbar sind, ist eine Behandlung oft nicht erfolgreich. Dies führt zu einer immer geringeren Akzeptanz der zur Zeit praktizierten Präventivmedizin.

In dieser Hinsicht sind Diagnoseverfahren erfolgreicher, die eine Aussage über kybernetisch-informatorische Prozesse im Organismus machen können, zum Beispiel Methoden, bei denen die körpereigene Abstrahlung zur Diagnose herangezogen wird.

Die Grundidee bioenergetischer Diagnoseverfahren liegt darin, daß man durch Beurteilung elektrophysikalischer Regulationsvorgänge im Körper zu einer ganzheitlichen Diagnose kommt. Ganzheitlich bedeutet, daß das Regulationsverhalten des ganzen Körpers untersucht wird und daraus Informationen zur Diagnose und Therapie abgeleitet werden können. Man will damit die tiefere Ursache einer Erkrankung finden und beseitigen – im Gegensatz zur Schulmedizin, die in der Regel nur Krankheitssymptome erkennt und behandelt. Ein weiterer wesentlicher Vorteil der neuen Diagnoseverfahren liegt in der Tatsache, daß Krankheiten, bereits bevor sie entstehen, sich durch eine Veränderung im bioenergetischen Feld des Menschen ankündigen. Im folgenden wollen wir nun einige der ganzheitlichen Diagnosemethoden vorstellen.

Die Regulationsthermographie

Die Regulationsthermographie basiert im Prinzip auf der Fähigkeit des Körpers, ständig über die Haut eine Temperaturregelung bzw. Anpassung an die Außentemperatur vorzunehmen. In der praktischen Anwendung des Verfahrens mißt man die Temperatur bestimmter Punkte auf der Hautoberfläche. Danach wird die Haut durch Wärmeimpulse oder Abkühlung gereizt und nach einer gewissen Erholungszeit, 10 Minuten zum Beispiel, neu beurteilt. Die Ergebnisse werden mittels Diagramm erfaßt und aufgezeichnet. Anhand der aufgezeichneten Temperaturunterschiede wird dann eine Auswertung vorgenommen. Da sich an pathologischen Zonen diese Wärmeregelung anders verhält als am gesunden Gewebe, können diagnostische Aussagen mittels dieses Verfahrens abgeleitet werden.

Die Anthroskopie

Das Verfahren der Anthroskopie* besteht darin, daß dem menschlichen Körper ein hochfrequentes Signal zugeführt wird und dieses ein elektromagnetisches Feld aufbaut. Dieses Feld breitet sich über den ganzen Körper aus, wobei die räumliche Verteilung der elektrischen Wechselfeldstärke und -dichte von den elektrophysikalischen Eigenschaften der einzelnen Körperpartien bzw. Körperzonen abhängig ist. Die Verteilung wird

---

* Nach dem griechischen *ánthropos* = »Mensch« und *skopeïn* = »betrachten, beschauen«

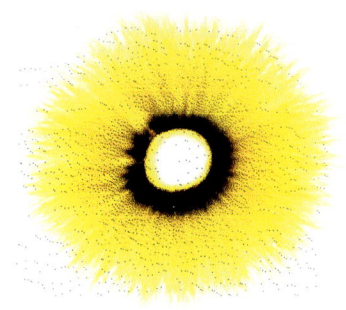

Abb. 1: Normale Strahlung

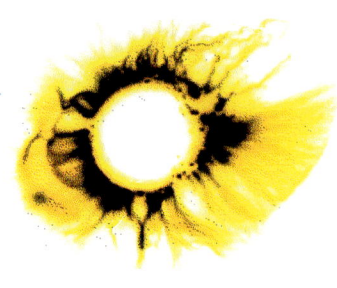

Abb. 2: Ungeordnete Strahlung

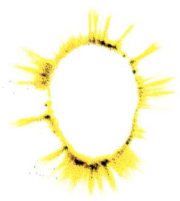

Abb. 3: Vegetativ-hormonelle Strahlung

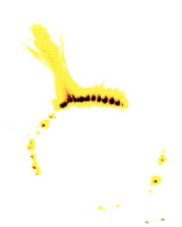

Abb. 4: Blockade

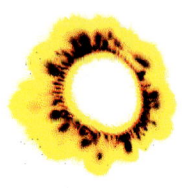

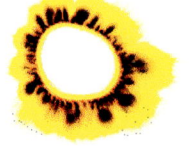

Abb. 5: Toxische Strahlung

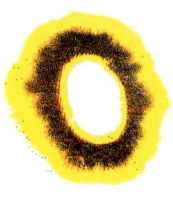

Abb. 6: Degenerative Strahlung

Abb. 7: C-Schleier

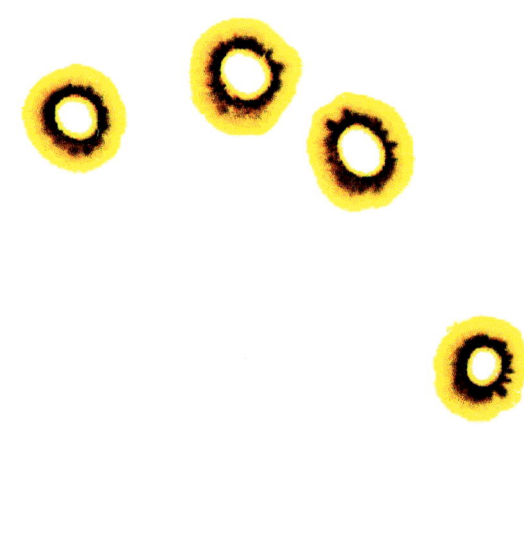

Abb. 8: PLASMAPRINT-Erststatus einer Rheumapatientin

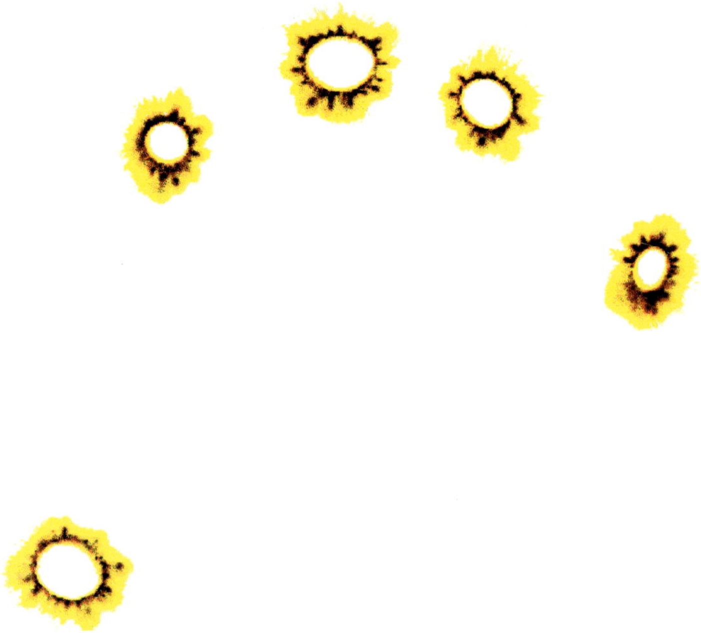

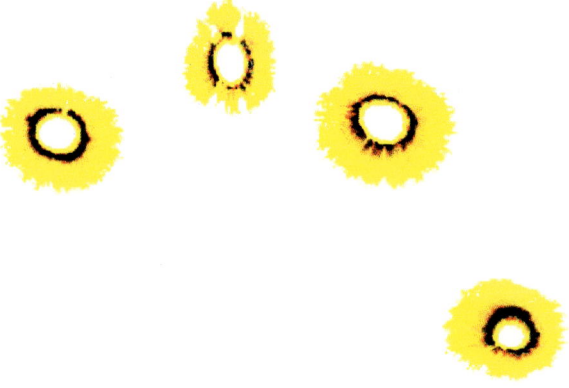

Abb. 9: Umstimmungsphase

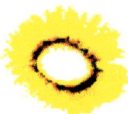

Abb. 10: Normalisierung des Strahlenbildes

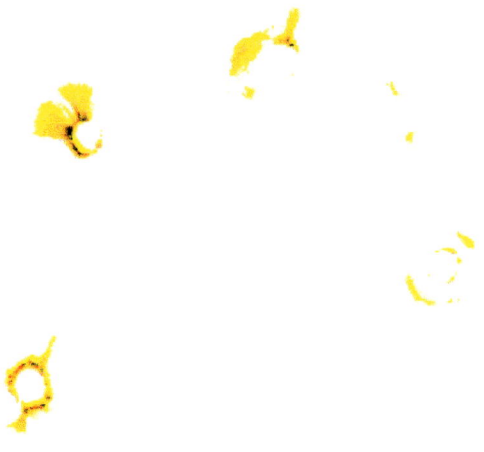

Abb. 11: Erststatus eines Lungenkrebspatienten

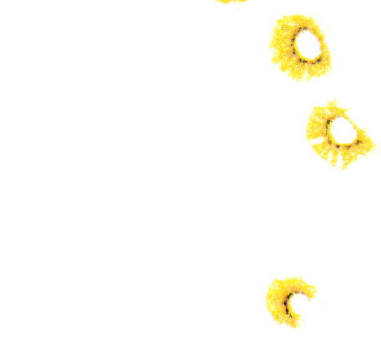

Abb. 12: Abschlußstatus

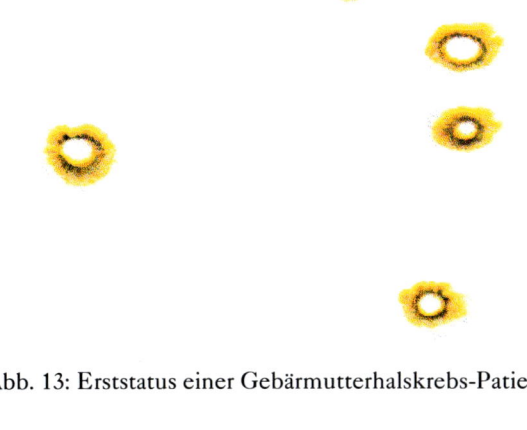

Abb. 13: Erststatus einer Gebärmutterhalskrebs-Patientin

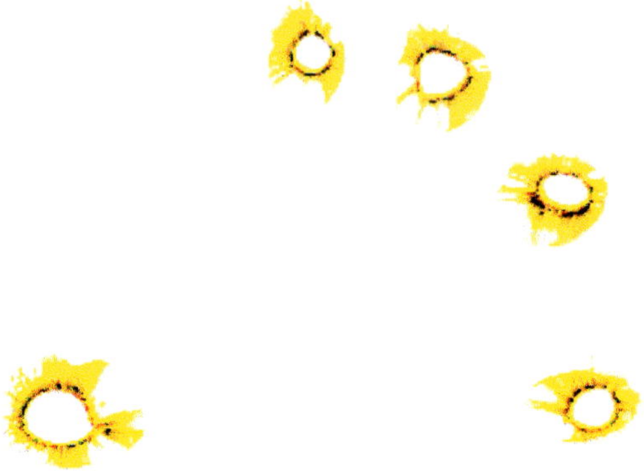

Abb. 14: Abschlußstatus

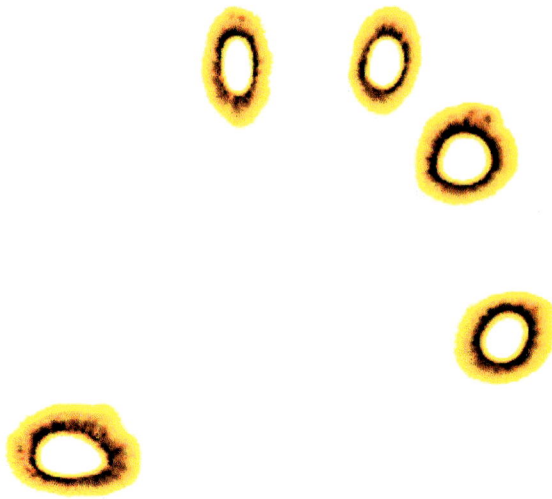

Abb. 15: Erststatus einer Morbus-Crohn-Patientin

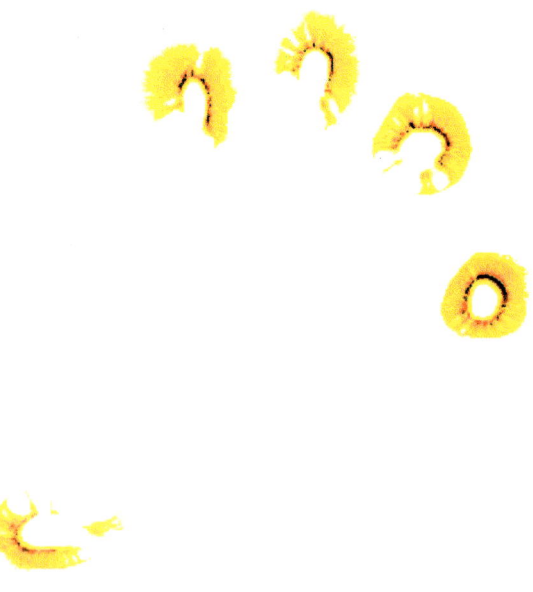

Abb. 16: Weitgehende Normalisierung des Strahlenbildes

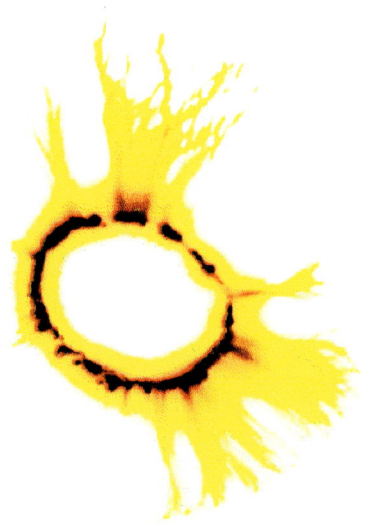

Abb. 17: Erststatus eines infarktgefährdeten Patienten

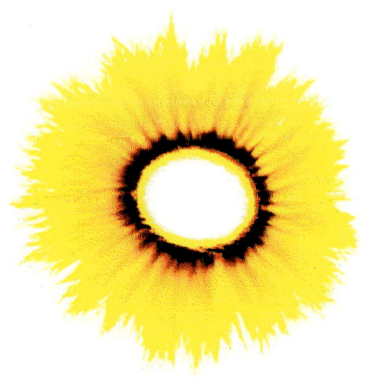

Abb. 18: Normalisierung des Strahlenbildes

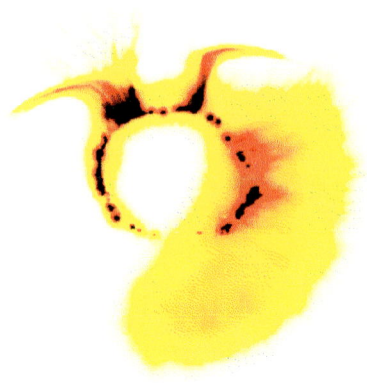

Abb. 19: Erststatus eines lymphatischen Mädchens

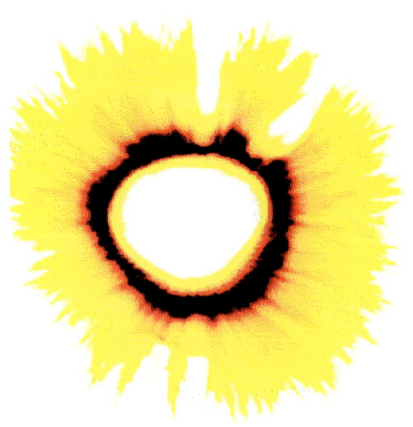

Abb. 20: Normalisierung des Strahlenbildes

insbesondere durch die spezifische elektrische Leitfähigkeit und die relative Dielektrizitätskonstante (= Wert, der die elektrischen Eigenschaften eines Stoffes kennzeichnet) der einzelnen Gewebezonen bestimmt.

Das elektrische Feld im Körperinneren verursacht an der Körperoberfläche eine mit einem Sensor meßbare Wechselfeldstärke. Man wählt einen bestimmten Punkt der Körperoberfläche als Bezugspunkt und nimmt den dort gemessenen Wert als Bezugswert; dann werden an beliebig vielen anderen Stellen Werte gemessen. Abweichungen von der Normalverteilung der Werte bei gesundem Gewebe deuten auf eine Änderung der Wellenwiderstände der Gewebeteile hin, woraus dann diagnostische Schlüsse zu ziehen sind.

Die Elektrographie

Unter Elektrographie versteht man die Erstellung fotografischer Bilder mittels elektrischer Funkenentladungen, das heißt ohne optische Systeme.

Im Grunde ist das Prinzip dieser Technik schon lange bekannt. Felszeichnungen aus der Zeit der Pharaonen lassen vermuten, daß man sich bereits damals mit solchen Phänomenen beschäftigt hat. Da für diese Experimente absolute Dunkelheit notwendig war, wurden solche »Untersuchungen« in der Regel unterirdisch oder in einer absolut dunklen Höhle durchgeführt. Hierbei bediente man sich des Wasserfalleffekts – der Freisetzung elektrostatischer Spannung aus fallendem Wasser, das aus besonders geformten Gefäßen floß. Hielt sich ein Mensch in der Nähe dieser »Vorrichtung« auf, so konnte man im Dunkeln an seinem Körper Abstrahlungen sehen. Diese zog man sehr wahrscheinlich zur Beurteilung des Menschen oder seines gesundheitlichen Zustandes zu Rate. Ob dies wirklich medizinischen

Zwecken diente, ist allerdings nicht gewiß. Dieses Phänomen kann man übrigens heute noch nachvollziehen. Ich habe es jedenfalls in meinem Institut schon mit Erfolg einem Fernsehteam demonstriert.

Auch in der Alchimie beschäftigte man sich mit solchen Phänomenen. Mir sind allerdings keine genaueren technischen Beschreibungen aus dieser Zeit bekannt.

Die Sternstunde der Elektrographie schlug 1939, als es dem russischen Forscherehepaar Semjon Davidowitsch Kirlian und Walentina Krisanowa erstmals mittels hochfrequenter Spannungen gelang, Abstrahlungen von Pflanzen und Menschen auf Fotopapier zu bannen (siehe auch das Kapitel über die Aura, S. 19).

Das Prinzip der Kirlian-Fotografie beruht auf der Entstehung eines Koronarfeldes, zum Beispiel um die Fingerkuppen. Eine Metallplatte wird mit hochfrequentem Strom beschickt. Auf dieser Platte befindet sich eine Isolierscheibe, welche das Fotopapier aufnimmt. Das Fotopapier ist mit einer dünnen Glasscheibe oder transparenten Folie abgedeckt. Stellt man nun die Finger auf diese Glasscheibe oder Folie, so entstehen bei eingeschalteter Spannung Strahlungsbilder der Corona, die auf dem Fotopapier festgehalten werden.

In der Schulmedizin konnte sich die Kirlian-Fotografie noch nicht durchsetzen. Wie schon so oft in ähnlichen Fällen waren es die »Naturheilkundler«, die sich mit dem Thema auseinandersetzten und Erfahrungen bzw. Erkenntnisse zusammentrugen. Hier ist besonders der Heilpraktiker Peter Mandel zu erwähnen, der durch seine Methode der Farbpunktur und das weltweit erste vollständige Diagnoseschema für die Kirlian-Fotografie bekannt geworden ist.

4 PLASMAPRINT, COLPRINTO und COLORPLATE – die andere Elektrographie

Obwohl man das in unserem Institut entwickelte PLASMAPRINT-Verfahren als Weiterentwicklung der Kirlian-Fotografie bezeichnen kann, bestehen zwischen beiden Methoden doch signifikante Unterschiede. Bei der Arbeit an den Systemen PLASMAPRINT, COLPRINTO bzw. COLORPLATE wurden andere Voraussetzungen bzw. neue Erkenntnisse über das Regulationsverhalten des Organismus zugrunde gelegt. Durch eine neue optoelektronische Bildschirmtechnik, die in Verbindung mit einer Abtastelektronik optimale elektrische Verhältnisse ermöglicht, können Spannungspotentiale und Belichtungszeiten dem »lebenden Substrat« wesentlich besser angepaßt werden. Bei PLASMAPRINT sind im Gegensatz zur Kirlian-Fotografie nicht nur die verschiedenen Strahlungsbilder, sondern auch die aufgezeichneten Farben aussagefähig. Das Verfahren ist außergewöhnlich reproduktionskonstant und besticht durch seine hervorragende Bildqualität. Dies wurde durch klinische Untersuchungen der Universitätsklinik Heidelberg bestätigt (siehe Kasten auf S. 37).

Die Arbeitsweise von PLASMAPRINT

Daß Funktionsbereiche des Körpers miteinander Informationen austauschen, ist anerkannter Stand des Wissens. Bekannte

Informationsaustauschsysteme sind zum Beispiel das Nerven-, das humorale (= die Körperflüssigkeiten betreffende) und auch das Akupunktursystem. Es ist auch bekannt, daß im interzellulären Raum Informationen ausgetauscht werden. Der Stand des Wissens reicht zur Zeit aber noch nicht aus, um diese Informationsprozesse alle exakt zu beschreiben.

Man weiß allerdings, daß ein Informationsaustausch immer von der geregelten Änderung von Ordnungszuständen begleitet ist. Wenn diese Ordnung des Systems gestört ist, leidet auch der Informationsaustausch. In erster Annäherung kann man daher sagen: Liegt eine Störung im Informationsaustausch vor, wird diese von einem mehr oder weniger gestörten Ordnungszustand der beteiligten Systeme (Organe) hervorgerufen.

Bei PLASMAPRINT kommt als parametrisches Verfahren eine bioelektrographische Technik zur Anwendung, wobei der Zustand über der Hautoberfläche in bezug auf seine elektrophysikalischen Eigenschaften an der Körperoberfläche untersucht wird. Diese elektrophysikalischen Eigenschaften an der Hautoberfläche korrelieren mit Informationszuständen des Körpers. Die PLASMAPRINT-Diagnose ermöglicht daher eine Beurteilung kybernetisch-informatorischer Prozesse auf der Basis der ganzheitlichen Medizin. Das klinisch getestete Verfahren eignet sich sowohl zur Therapiekontrolle als auch zur Prophylaxe und hat gegenüber den Apparaten aus der schulmedizinischen Präventivmedizin zum Beispiel die folgenden Vorteile:

– Es ist eine schnelle und für den Patients unbedenkliche Gesundheitskontrolle.
– Die Früherkennung vor dem Hintergrund einer ganzheitlich orientierten Medizin ist möglich.
– Grundsätzliche Schwachpunkte werden zuverlässig erfaßt.
– Die Therapiekontrolle ist auch für den Patienten überzeugend darstellbar.

Zusammenfassung des Berichtes »Standardisierung des PLASMA-
PRINT*«-Verfahrens zum routinemäßigen Einsatz in der naturheil-
kundlichen Praxis« der Universitätsklinik Heidelberg*

»Bioenergetische Strahlungen des menschlichen Körpers korrelieren mit dem jeweiligen Gesundheitszustand. Mit dem PLASMAPRINT-Verfahren lassen sich solche Strahlungszustände dokumentieren und für diagnostische Zwecke weiterverarbeiten.
In einer Studie wurden Reproduzierbarkeit des Verfahrens, Verlaufskontrollen bei bestimmten Therapieformen wie Ohrakupunktur, homöopathische Therapie, Belastungen durch Streß und Genußgifte sowie Hormonstörungen, die eine Schwangerschaft verhindern, abgehandelt. Die Reproduzierbarkeit des PLASMAPRINT-Verfahrens konnte bestätigt werden. Die in den Untersuchungsreihen erbrachten Resultate waren therapeutisch verwendbar.
Bestimmte Phänomene, die mit dem PLASMAPRINT erfaßt sind, haben einen engen Bezug zu definierten Erkrankungen (hier exemplarisch Hormonstörungen, die eine Schwangerschaft verhindern) oder Zuständen des Organismus. Das Verfahren eignet sich daher offenbar als Screening-Methode und zur Erfassung grundsätzlicher Schwachpunkte oder Veränderungen am Körper.«

Um diagnostisch verwertbare Bilder von der Strahlung des Patienten zu erhalten, wäre es mit sehr viel Aufwand zwar möglich, Ganzkörperaufnahmen anzufertigen; die Erfahrung hat allerdings gezeigt, daß es in der Regel ausreicht, seine Fingerkuppen zu untersuchen.
Wie wichtig die Hände bzw. Finger für den Menschen sind, kann man allein schon aus der Tatsache erkennen, daß der Hand

ein relativ großer Bereich des Gehirns zugeordnet ist. Im Bereich der Fingerkuppen befindet sich eine vergleichsweise hohe Anzahl von Nerven mit efferenten und afferenten (= aufnehmenden und abgehenden) Fasern auf kleinstem Raum. Die Versorgung der Fingerkuppen erfolgt über ein sehr komplexes Kapillarsystem. Die Kapillaren dienen hierbei als Bindeglied zwischen Arteriolen und Venolen (das sind die anliefernden und wegführenden Blutgefäße). Da Störungen dieses Regelkreises den Hautstoffwechsel beeinträchtigen, können sich analog auch die »Gaszustände« über der Haut entsprechend ändern. (Es gab und gibt in der Tat Ärzte, die in der Lage sind, durch Beurteilung des Körpergeruchs eines Patienten ihre Diagnose zu stellen.)

Auch nach unseren bisherigen Erkenntnissen sind an den Fingerkuppen die effektivsten »Informationen«, die auf das gesundheitliche Geschehen im Organismus Auskunft geben, erhältlich. Zur Untersuchung werden die Fingerkuppen auf eine optoelektronische Platte (siehe Glossar) gesetzt. Für wenige Sekundenbruchteile hält die nun aktivierte Platte das Strahlenbild fest, das sowohl fotografisch als auch elektronisch weiterverarbeitet werden kann.

Das PLASMAPRINT-System arbeitet mit mehreren Farben. Überwiegend kommen Gelb, Rot und Schwarz zur Anwendung. Bei der Entwicklung von PLASMAPRINT wurde auch eine neu überarbeitete Topographie bzw. wurden neue Auswertungsmöglichkeiten berücksichtigt, die parametrische Aussagen für eine statistische Erfassung gestatten. Die Topographie entstand durch Anlehnung an das Meridiansystem der klassischen Akupunktur sowie durch empirische Beobachtung von Patienten und ihren Krankheitsbildern im Rahmen einer fünfjährigen Studie mit klinisch gesicherten Diagnosen: Wie bei einem Zifferblatt, allerdings mit einer anderen Einteilung, wird der Strahlenkranz um den Finger gegliedert. Die Zonen sind numeriert.

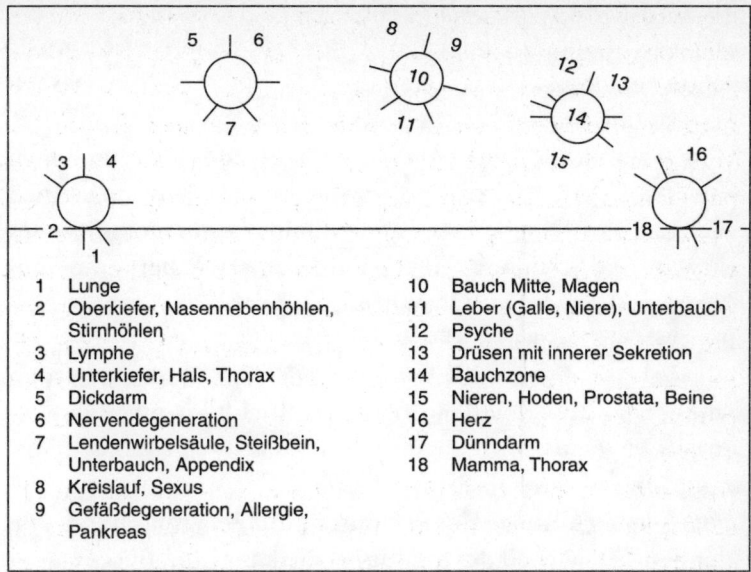

1 Lunge	10 Bauch Mitte, Magen
2 Oberkiefer, Nasennebenhöhlen, Stirnhöhlen	11 Leber (Galle, Niere), Unterbauch
3 Lymphe	12 Psyche
4 Unterkiefer, Hals, Thorax	13 Drüsen mit innerer Sekretion
5 Dickdarm	14 Bauchzone
6 Nervendegeneration	15 Nieren, Hoden, Prostata, Beine
7 Lendenwirbelsäule, Steißbein, Unterbauch, Appendix	16 Herz
8 Kreislauf, Sexus	17 Dünndarm
9 Gefäßdegeneration, Allergie, Pankreas	18 Mamma, Thorax

Grafik 1: Die 18 Handzonen der Hand

Bei den Grafiken zur Auswertung der PLASMAPRINT-Aufnahmen werden diese Nummern verwendet (siehe Grafik 1 und 3).

Die sieben Grundstrahlungstypen

Die PLASMAPRINT-Diagnostik unterscheidet zwischen sieben Grundstrahlungstypen, wobei die Übergänge fließend sind und bei der Auswertung mit berücksichtigt werden:
normale Strahlung, ungeordnete Strahlung, vegetativ-hormonelle Strahlung, Blockade, toxische Strahlung, degenerative Strahlung und C-Schleier.

Das *normale Strahlungsbild* (siehe Farbtafeln, Abb. 1), die »geordnete« Strahlung, zeigt einen dunklen, inneren Ring und dichte, geradlinige gelbe Strahlung, welche die etwa vierfache Ausdehnung des dunklen Anteils aufweist.

Beim *ungeordneten Strahlungsbild* (Abb. 2) sind gelbe und auch schwarze Anteile deformiert. Einzelne kleinere Lücken können auftreten, der Durchmesser des Strahlenkranzes kann verringert sein. Die Strahlung zeigt abnorme Zustände bei »erhöhtem Energieverbrauch« im Organismus (schnelle Ermüdung, Leistungsnachlaß usw.).

Beim *vegetativ-hormonellen Strahlungsbild* (Abb. 3) treten Lücken zwischen sonst weitgehend normaler Strahlung auf. Es repräsentiert vegetative Störungen, Nervosität, Depressionen, Verkrampfungen und Kreislaufprobleme.

Die *Blockade* (Abb. 4) zeigt sich durch größere Strahlungslücken oder den Totalausfall der Strahlung. Sie kann zum Beispiel ausgelöst werden durch Bestrahlung, Störfelder aus der Erde, Rauchen, übermäßigen Alkoholgenuß, allopathische Medikamente, Smog und überhaupt durch toxische Belastungen des Organismus. Bei Blockaden ist der Informationsfluß unterbrochen oder gestört. Durch länger anhaltende Blockaden kann der Organismus in einen entzündungsbereiten Zustand kommen. Die Folgen sind Leistungsminderung, erhöhte Infektanfälligkeit sowie Sauerstoffmangel.

Die *toxische Strahlung* (Abb. 5) zeigt unter anderem dunkle, verdichtete Strahlungsphänomene in Form von runden Knötchen im Bereich des gelben Strahlungsteils. Dieser ist im Durchmesser reduziert, meist verschwommen und klumpig verformt. Das Bild weist auf eine Belastung des Organismus mit überwiegend endogenen (= im Körper entstehenden) oder exogenen (= außerhalb des Körpers entstehenden) Giftstoffen (= Toxinen) hin. Ein toxisches Strahlungsbild ist meist eine Folgeerscheinung einer nichtbehandelten Blockade.

Die *degenerative Strahlung* (Abb. 6) zeigt eine massive Verbreiterung der schwarzen inneren Zone. Der gelbe Strahlungsteil ist nur minimal oder überhaupt nicht mehr zu sehen. Beispielsweise Rheuma-, Gicht- und Krebskranke weisen dieses Strahlungsbild auf, aber auch Patienten mit einer akuten Grippe oder einer anderen schweren Infektionskrankheit. Ein degeneratives Bild zeigt an, daß Zellfunktionen nicht mehr normal ablaufen. So etwa, wenn sich Zellwachstum abnorm beschleunigt oder verlangsamt (der Mensch altert schneller). Die Verstoffwechselung lebenswichtiger Stoffe geschieht in diesem Fall zu langsam, oder überhaupt nicht mehr.

Beim *C-Schleier* oder Karzinomschleier (Abb. 7) ist das Strahlungsbild gelb und schleierhaft meist peripher sichtbar. Die Erfahrungen zeigen, daß hier Zusammenhänge mit sich anbahnenden oder manifesten Karzinomgeschehen bestehen. Bei einer Krebsdisposition kann dieses Strahlungsbild meist schon einige Jahre vor Krankheitsbeginn wichtige Hinweise für therapeutische Maßnahmen geben.

Patientenbeispiele

Rheumapatientin, 52 Jahre

Erstbefund: Die Patientin litt unter schwerste Schmerzzuständen bei klinisch gesicherter primär chronischer Polyarthritis sowie unter schweren Medikamenten- und Nahrungsmittelallergien mit Entzündungen im Darmtrakt. Bisher waren alle üblichen Therapien ohne Erfolg. Die Patientin war zu 100 Prozent pflegebedürftig.

Nach einer Umstimmungs- und anschließender ATM-Therapie in unserem Hause konnte die Patientin nach acht Monaten wieder ohne Krücken laufen und ihren Haushalt versorgen (ATM

= Aktiv-Transmitter, siehe S. 112). Ihr Zustand ist seit sieben Jahren stabil.

Die Abb. 8 in den Farbtafeln zeigt ihren PLASMAPRINT-Erststatus, Abb. 9 die Strahlung in der Umstimmungsphase, und Abb. 10 zeigt, daß sich ihr Strahlenbild nach der Genesung wieder normalisiert hat.

Lungenkrebspatient, 59 Jahre

Bei dem Lungenkrebspatienten, dessen Strahlungsbild-Erststatus Abb. 11 zeigt, hatten keine konventionellen Maßnahmen geholfen. Seine Beschwerden waren vor allem Müdigkeit, Einschränkung der Leistungsfähigkeit, Atemnot und Schwitzen.

Ab Juni 1991 wurde eine alternative Behandlung mit Enzymen, Homöopathie und weiteren Therapien begonnen. Der drei Jahre später aufgenommene Abschlußstatus (Abb. 12) zeigt kein Ca.-Geschehen mehr (Ca. = Carcinoma, Krebs).

Gebärmutterhalskrebs-Patientin, 34 Jahre

Die Diagnose der Patientin lautete Oberflächen-Ca. der Cervix. Bis Februar 1988 hatte man sie ohne Erfolg mit Konisation und Kürettage zu heilen versucht (beides Verfahren, bei denen Gewebe entfernt wird). Ihren Erststatus zeigt Abb. 13.

Nach einer Therapie mit Enzymen, einem Ausleitverfahren und einer Immunstimulation konnte bei der Abschlußkontrolle im Jahr 1992 ein verhältnismäßig gutes Strahlenbild aufgenommen werden, das keinen Hinweis auf einen Rückfall oder Metastasen gab.

Morbus-Crohn-Patientin, 25 Jahre

Eine Morbus-Patientin konnte nur unter schwersten Schmerzen wenige Meter mit Krücken gehen und war zu 100 Prozent pflegebedürftig. Bis Anfang 1986 wurde sie mit Cortison behandelt und einer Neuraltherapie unterzogen. Ihren Erststatus zeigt Abb. 15.
Ab März 1986 wurden bei uns folgende Maßnahmen durchgeführt: Umstimmungstherapie, EAP, Laser- und ATM-Therapie. Zweieinhalb Monate später, am 12. Mai 1986, kam die Patientin ohne Krücken in die Praxis. Die Fortsetzung der Therapie dauerte bis Januar 1987. Die Gelenkbeschwerden sind abgeklungen, und sie hat keine Darmbeschwerden mehr. Die Patientin ist wieder voll arbeitsfähig, und ihr Strahlungsbild ist weitgehend normal (Abb. 16).

Infarktgefährdeter Patient, 56 Jahre

Das überwiegend vegetativ-hormonelle Strahlungsbild dieses Patienten (Abb. 17) gibt Hinweise auf eine unmittelbare Infarktgefahr.
Nach einer medikamentösen Prophylaxe, die drei Monate lang durchgeführt wurde, zeigt die PLASMAPRINT-Untersuchung ein normales, stabiles Strahlungsbild (Abb. 18). Die Infarktgefahr ist gebannt.

Lymphatisches Mädchen, 6 Jahre

Der Erstbefund dieser kleinen Patientin lautete: Lymphatisches Kind mit ständig rezidivierender (= in Abständen wiederkehrender) Bronchitis und Neigung zu allergischen Reaktionen. Das PLASMAPRINT-Ergebnis zeigte eine Tendenz zur Prä-kanzerose (Abb. 19).

Nach ATM-Behandlung und Verabreichung von Homöopathika über zwei Monate normalisierte sich ihr Gesundheitszustand wieder. Das Kind war beschwerdefrei. Das PLASMAPRINT-Strahlenbild zeigt ebenfalls eine Normalisierung (Abb. 20).

Roemheld-Patient, 60 Jahre

Der Patient hatte Magenbeschwerden mit Luftaufstoßen nach dem Essen, Prostatabeschwerden mit häufigen Miktionen (= Harnlassen). Die PLASMAPRINT-Auswertung (Abb. 21) zeigt eine starke Gewebsacidose mit hoher Entzündungsbereitschaft. Außer einer ph-Wert-Regulierung durch Kostumstellung und orthomolekularer Therapie führten wir auch eine Darmsanierung mit ihm durch. Zwei Monate später war der Patient vollkommen beschwerdefrei, das PLASMAPRINT-Bild zeigt eine nahezu vollkommene Normalisierung der Strahlung (Abb. 22).

Bronchitispatient, 5 Jahre

Die Diagnose des Jungen lautete: chronische rezidivierende Bronchitis, Neurodermitis, Ulcus ventriculi (= Magenschleimhautgeschwür) mit vier Jahren. Seinen Erststatus zeigt Abb. 23. Wir führten eine Umstimmungstherapie mit Einzelhomöopathika und eine Darmsanierung durch. Drei Monate nach Beginn der Behandlung befiel den Jungen ein hochfieberhafter Infekt, von da an war eine zunehmende Stabilisierung des Gesundheitszustandes zu vermerken. Als das Kind vollkommen beschwerde- und symptomfrei war, zeigte auch die Abschlußkontrolle (Abb. 24) ein ganz normales Strahlenbild.

Beurteilung von Meridianbelastungen

Das individuelle Regulationssystem des Menschen ermöglicht eine ständige Anpassung an die jeweiligen Lebensbedingungen bzw. Belastungen, die von außen auf ihn einwirken. Diese Steuerungs- und Regelungsprozesse laufen automatisch ab, das heißt ohne willentliches Eingreifen und gesteuert durch das vegetative Nervensystem (zum Beispiel Herz- und Atmungsfrequenz). Werden diese Regelungsprozesse wie auch immer gestört, so daß sie überempfindlich oder zu träge reagieren, wird der Mensch krank. Die »Regulationsfähigkeit« des biologischen Systems ist daher ein Parameter, der direkt mit der Vitalität und dem Gesundheitsstatus in Zusammenhang steht. Mit PLASMAPRINT sind diese Regulationsvorgänge sehr gut beurteilbar, und zwar schon in einem sehr frühen Stadium. Es bestehen dann verhältnismäßig gute Aussichten für den Erfolg einer Therapie.

Während jahrelanger Beobachtungen der Wechselwirkung von Akupunktur und der Regulation durch die Meridiansysteme konnte ich Zusammenhänge in bezug auf die Belastung der Meridiane und ihrem Regulationsverhalten erkennen. Wenn man die Meridiane reizt oder kurzzeitig belastet, kann man mit Hilfe von PLASMAPRINT an ihrer »Erholungszeit« einen Eindruck von ihrem jeweiligen Vitalitätszustand erhalten.

Die linke, dunkle Hälfte in Grafik 2 gibt die Erholungszeit eines gesunden Menschen wieder, die rechte, hellere zeigt die eingeschränkte Regenerationsfähigkeit. Die Werte von 0 bis 110 sind ein Maßstab für den momentanen Regulationszustand der Meridiane. Wird dieser wieder in einer Minute nach der Belastung erreicht, gilt die Regulation als normal – der Mensch ist in einem guten Vitalitätszustand. Je länger die Zeit bis zum Erreichen des Anfangsstatus, desto degenerativer (schlechter Regulationszustand der Zellsysteme) ist der Mensch.

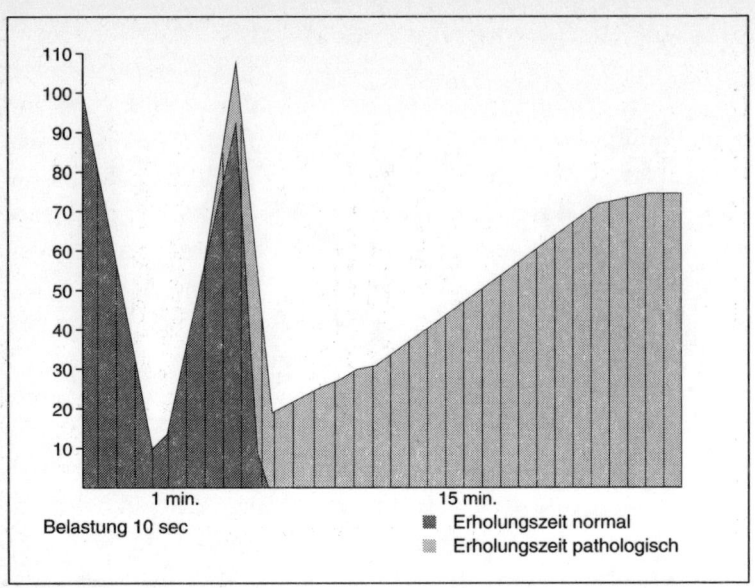

Grafik 2: Einfluß von willkürlich herbeigeführten Belastungen der Meridiansysteme an den Händen und Füßen auf das PLASMAPRINT-Strahlenbild

Der Computer optimiert die Grafik zum Zwecke einer besseren Auswertung. Das Schema von S. 48 gilt als Grundlage für normale Zustände des Körpers.

Bei Krankheit werden diese Daten nicht erreicht. Für den Therapeuten ist es wichtig zu wissen, inwieweit der Körper noch reaktionsfähig ist. Mit dem Auswerteverfahren können noch kleinste bzw. schwächste Regulationsvorgänge dokumentiert werden, mit denen Rückschlüsse für therapeutische Maßnahmen möglich sind.

Die Grafik 3 zeigt achtzehn verschiedene Organzonen, auf denen jeweils drei Balken für eine Organzone zusammengefaßt sind. Der erste Balken entspricht dem Anfangsstatus, das heißt der Erstuntersuchung. Der zweite Balken entspricht der Unter-

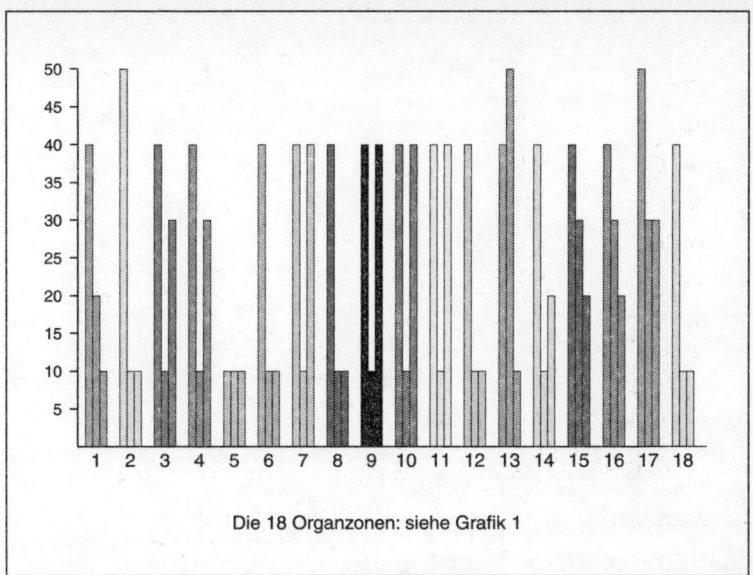

Die 18 Organzonen: siehe Grafik 1

Grafik 3: Änderung der Meridianbelastung durch willkürlich herbeige-
führte Belastungen

suchung unmittelbar nach einer Meridianreizung. Der dritte
Balken zeigt das Ergebnis der Erholung nach einer Minute. Bei
einem gesunden Menschen normalisiert sich das Strahlungsbild
innerhalb einer Minute. Dauert die Erholungszeit jedoch länger, ist dies, wie schon in Grafik 2 gezeigt, ein Hinweis auf eine
Erkrankung oder Fehlsteuerung der Stoffwechselsysteme. Untersuchungen während einer längeren Erholungszeit (durch
mehrere PLASMAPRINT-Aufnahmen in kleinen Abständen) ergeben dann Auskunft, welche Organzonen zu langsam reagieren. Damit ergeben sich wichtige Hinweise für Diagnose und
Therapie. Organzonen, die keine Reaktion zeigen, wie in der
Grafik Nr. 5, Dickdarm, sind als besonders therapiebedürftig anzusehen.

10 bis 30	degenerativ (pathologisch)	Regulation mangelhaft
30 bis 60	toxisch	Regulation langsam
60 bis 100	Normalbereich	Regulation normal

Gasentladungen über der Haut

Über der Haut finden ständige »Gasentladungen« in Form von kleinen Eruptionen statt. Je nach Zusammensetzung der Gase, Gasdichte und der elektrischen Eigenschaften entstehen dann die verschiedenen Strahlenbilder. Die Zusammensetzung der Gase ist abhängig von dem jeweiligen Stoffwechselgeschehen der Haut. Die Entladungsgeschwindigkeit hängt von den jeweiligen elektrischen Eigenschaften der Haut ab. Zellsysteme, deren Stoffwechsel gestört ist, geben sozusagen andere Gasentladungen ab als Zellen, die normal funktionieren.

Der Körper ist also ständig von einer eigenen »Atmosphäre« umgeben, die sich aus verschiedenen gasförmigen, elektrischen bzw. elektromagnetischen Feldern zusammensetzt. Es finden sozusagen ständig Emissionen von Photonen, Ionen usw. aus der Haut statt. Ähnlich einer Sonneneruption schießen diese Partikel aus dem Körper. So lassen typische »Gaszusammensetzungen« in bestimmten Bereichen Rückschlüsse auf gesundheitliche bzw. Vitalitätszustände zu. Um nur ein Beispiel zu nennen: Degenerative Erkrankungen entstehen bevorzugt, wenn sich überwiegend sogenannte »aggressive Gasansammlungen« zeigen, wie dies bei einem degenerativen Strahlungsbild der Fall ist.

Abb. 25 in den Farbtafeln zeigt eine normale Gasentladung. Die Gasentladung über der Haut ist ausgeglichen, das elektrische Feld stabil. (Das elektrische Feld ist gelb, die anderen Farben geben die Gasentladung wieder.)

Die instabile Gasentladung in Abb. 26 zeigt die Entstehung einer Dysregulation, die zur Krankheit führt. Das elektrische Feld ist ebenfalls instabil, die Gasentladung wird abnormal.

Das Strahlungsbild in Abb. 27 zeigt typische Eruptionsphänomene, die auf eine beginnende Stoffwechselerkrankung hinweisen. Das elektrische Feld weist große Schwankungen auf.

Bei Gasentladungen von Patienten mit einer degenerativen Erkrankung wie Krebs zeigten sich die verschiedenen »Gasschichten« sehr homogen (Abb. 28). In diesem Zustand ist die »Atmosphäre« über der Haut massiv belastet. Die dunklen Stellen an der Basis zeigen aggressive Entladungen eines »Krebsstoffwechsels«. Das elektrische Feld ist sehr schwach.

Das COLPRINTO- und das COLORPLATE-Verfahren

COLPRINTO ist eine Variante des PLASMAPRINT-Verfahrens, das überwiegend für wissenschaftliche Untersuchungen Verwendung findet. Bei diesem Verfahren stehen die Untersuchungsergebnisse sofort zur Verfügung und müssen nicht erst zeitaufwendige Arbeitsgänge durchlaufen.

Die Anwendungsmöglichkeiten von COLPRINTO sind sehr vielseitig. So können zum Beispiel Vitalitätszustände von Meridianpunkten und extrem schnelle Strahlungsvorgänge über der Haut sichtbar gemacht werden. Ergebnisse einer Kurzzeit-Test-Therapie von 0,01 Sekunden bis 10 Minuten Länge sind mit diesem Verfahren kontrollierbar. Die Kurzzeit-Test-Therapie wurde von meiner Frau und mir entwickelt. Sie ermöglicht eine »Vorabkontrolle« des voraussichtlichen Erfolgs der von uns geplanten Therapie für den Patienten, noch während er in unserer Praxis ist.

Abb. 29 in den Farbtafeln zeigt das COLPRINTO-Hochgeschwindigkeits-Strahlungsbild eines Harnweginfekts. Die Abbildungen 30 bis 32 geben Eruptionsphänomene über der Haut wieder, wie sie im vorigen Kapitel beschrieben wurden. Und Abb. 33 ist eine Aufnahme zur Untersuchung von Nebenwirkungen allopathischer Medikamente.

Das weltweit patentierte COLORPLATE-Verfahren ist überwiegend für Untersuchungen von Dilutionen (= flüssigen Medikamenten) geeignet. Ein winziger Tropfen der zu untersuchenden Dilution wird auf einen Spezialfilm gebracht, der danach sofort durch einen Ionisierungsvorgang verdampft wird. Die dabei frei werdenden Lichtquanten werden so auf dem Film festgehalten. Das auf diese Weise entstandene Strahlungsbild kann dann zur Beurteilung der Substanz herangezogen werden. 1981 wurden die ersten Untersuchungen mit dieser Methode in meinem Labor durchgeführt. Nachdem das Verfahren von einigen maßgebenden Professoren von deutschen Universitäten als sehr interessant und wichtig erkannt wurde, habe ich mich entschlossen, 1985 zum erstenmal einen Bericht über Untersuchungen an homöopathischen Präparaten und ihre COLORPLATE-Strahlungsbilder in der *Allgemeinen Homöopathischen Zeitung* und in der Zeitung »Naturheilkunde« zu veröffentlichen.

Die damaligen Veröffentlichungen stießen auf ein reges Interesse, das bis zum heutigen Tage besteht, wie die vielen Anfragen nach Strahlungsbildern von einzelnen homöopathischen Mitteln zeigen. Dazu sei gesagt, daß COLORPLATE-Untersuchungen sehr aufwendig und teuer sind. Es ist unwirtschaftlich, nur eine Untersuchung durchzuführen, da für Präparate, die zum erstenmal getestet werden, ein Eichvorgang notwendig ist. In diesem Buch haben wir deshalb eine Auswahl von Strahlungsbildern gängiger homöopathischer Mittel zusammengestellt (siehe das Kapitel »Ganzheitliche Heilverfahren im COLORPLATE-Test«, S. 86ff.).

Zur Zeit wird das COLORPLATE-Verfahren weiterentwickelt, so daß demnächst diese Technik wirtschaftlicher und noch vielseitiger eingesetzt werden kann. Für die Auswertung der COLORPLATE-Ergebnisse ist mittlerweile ein völlig neues Prinzip entwickelt worden, das in Kürze vorgestellt wird.

5 Die Messung von Umweltbelastungen

In den letzten Jahren mehren sich Krankheitssymptome, die dem Anschein nach psychosomatischer Natur sind, sich aber bei eingehenden Untersuchungen eher als umweltbedingte Belastung entpuppen. So führte ich zum Beispiel vor etwa zwölf Jahren während eines Seminars in meinem Institut ein interessantes Gespräch mit einem jungen, sehr erfolgreichen Arzt. Dieser Arzt erzählte mir von einem Patienten mit eigenartigen Krankheitssymptomen, deren Beurteilung sich als schwierig darstellte und die nicht so recht in ein diagnostisches Bild der klassischen Medizin passen wollten.

Der Patient litt beispielsweise an einer Hypersensibilität des Geruchsempfindens überwiegend gegenüber Waschmitteln, verschiedenen Nahrungsmitteln, Pilze und Obst. Weiterhin sprach er von Hautreaktionen, wenn er vor dem eingeschalteten Fernsehgerät sitze, wenn er sich in der Nähe des eingeschalteten Mikrowellenherds befinde und wenn er am Computer arbeite.

Des weiteren befiel ihn plötzliche Müdigkeit, er hatte häufig Kopf- und zeitweise Gelenkschmerzen. Der Patient gab an, nachts gelegentlich blaue Funken in der unmittelbaren Umgebung des Körpers seiner schlafenden Frau zu sehen.

Klinisch war der Patient ohne Befund, so daß eigentlich nur noch eine psychiatrische Behandlung als ratsam erschien – und dies notgedrungen, da die aus dem Krankheitsbild entstandenen familiären Belastungen nicht mehr akzeptiert wurden.

Der Arzt sagte mir jedoch, das Verhalten des Patienten sei eigentlich untypisch für einen Psychopathen, es müsse noch andere unerkannte Gründe dafür geben. Aber welche?

Ich konnte ihm damals auch keine plausible Antwort geben. Als jedoch einige Jahre später von anderen Therapeuten ähnliche Krankheitsbeschreibungen und zudem noch in der Praxis meiner Frau solche Fälle bekannt wurden, versuchte ich Gemeinsamkeiten über die Lebensführung dieser Patienten herauszufinden. Ich dachte mir, irgendwo muß es eine Belastung geben, die diese Symptome auslöst.

Das Schlüsselerlebnis hatte ich diesbezüglich bei einer Patientin, die an einem malignen Lymphom (= bösartige Erkrankung des Lymphsystems) erkrankt war. In der Klinik wurde sie mit Chemotherapie und Ganzkörperbestrahlung behandelt – leider ohne Erfolg. Sie kam anschließend zu uns und wurde mit Erfolg alternativ behandelt. Jahre später erschien die Patientin, die eigentlich gesund war, wieder in der Praxis und schilderte folgende Symptome: Sie hat Probleme mit Waschmitteln, Seife und Spülmitteln. Wenn sie damit in Berührung kommt oder nur den Geruch wahrnimmt, wird ihr schlecht, es zieht ihr die Kehle zu, sie hat Beklemmungsgefühle und muß aus der Wohnung gehen. Wenn sie vor dem Fernseher sitzt, bekommt sie ein Kribbeln am ganzen Körper. Sie meint, daß der Körper von Strom durchflossen wird. Diese oder ähnliche Symptome treten auch auf, wenn sie mit Küchengeräten wie Mikrowelle und Mixer arbeitet. Letztlich kann sie den »Geruch« in ihrem Wohnzimmer nicht mehr ertragen. Eine Wand war feucht und voller Sporen und Pilze – was besonders belastend für sie war. Sie meinte, der Geruch der Wand im Wohnzimmer habe sie eigentlich erst so empfindlich gemacht.

Dies war beileibe nicht der einzige Fall mit solchen Symptomen. Bei allen Patienten mit ähnlichen oder denselben Störungen konnten wir eine Gemeinsamkeit herausfinden: Sie waren durch Giftstoffe, elektrische Störfelder, Pilze oder andere Parasiten vorbelastet. Das heißt, sie hatten entweder eine Chemotherapie gemacht oder waren Bestrahlungen ausgesetzt, von Arzneimittelvergiftungen, Parasitenbefall (Pilze etc.) oder anderen toxischen Belastungen betroffen, etwa durch Formaldehyd in der Wohnung. Bei jedem dieser Patienten gab es aber auch Hinweise über Elektrosmogbelastungen.

Ich stellte mir die Frage, ob toxische Einflüsse oder der sogenannte Elektrosmog mit den Krankheitsbildern dieser Patienten in Zusammenhang gebracht werden können. Dabei ging ich von folgenden Überlegungen aus: Wenn man eine Fischvergiftung hat, wird man unmittelbar danach sicher kein Verlangen mehr nach Fisch haben. Wahrscheinlich ekelt man sich sogar davor. Oder wenn man sich mit irgendeiner Speise übergessen hat, kann man eine Abneigung gegen ebendiese Speise bekommen. Derselbe Effekt trifft auch für Gerüche zu, denn man kann sich auch von Duftstoffen einen »Ekel holen«. Die beschriebenen Patienten hatten einen solchen »Ekel« gegenüber Duftstoffen und anderen eventuell nicht bekannten Faktoren.

Es stellt sich weiter die Frage, ob Mißempfinden nur durch wahrnehmbare Faktoren oder auch solche, die nicht unmittelbar wahrgenommen werden, ausgelöst werden? Das heißt, kann ein Medium, zum Beispiel »Elektrosmog«, zu Hypersensibilisierung und zu psychischen Belastungen führen?

Ich denke hier nicht an hochgiftige Stoffe, die schon in kleinen Mengen verheerend wirken, wie zum Beispiel Dioxin und dergleichen, sondern an Alltagsbelastungen aller Art, die unser konsumorientiertes Leben mit sich bringt und über deren Wirkungen noch wenig bekannt ist. Der Mangel an Wissen über diese Dinge ist allerdings nicht verwunderlich, wenn man bedenkt, daß unsere Wissenschaft sich überwiegend an chemischen Zusammenhängen orientiert, die biophysikalische Seite hat leider bisher nicht die nötige Beachtung gefunden.

Dies betrifft in erster Linie Belastungen, die das bioenergetische Geschehen im Körper beeinflussen. Unter bioenergeti-schem Geschehen verstehe ich Regulations- und Steuerungs-vorgänge, die in Form mikrofeiner, elektrischer, optischer und anderer schwingungstechnischer Abläufe stattfinden.

Anhand einiger Untersuchungen möchte ich Ihnen zeigen, wie empfindlich diese bioenergetischen Systeme im Körper reagie-ren. Es handelt sich bei diesen Untersuchungen um Tests, bei denen Wirkungen von nicht wahrnehmbaren Belastungen ge-zeigt werden. Wir wenden für diese Untersuchungen PLASMA-PRINT und COLPRINTO an. Hierbei werden Abstrahlungen der Fingerkuppen zur Auswertung herangezogen. Die Verfahren eignen sich für solche Untersuchungen besonders gut, da hier-mit eine schnelle Analyse möglich ist. Die Methoden besitzen außerdem eine sehr hohe Empfindlichkeit, wie sie von üblichen physikalischen Testmethoden nicht erreicht wird.

Belastung durch Smog

Um die Reaktion der bioenergetischen Systeme auf den »Ge-ruch« von Substanzen nachzuweisen, die völlig geruchlos sind, sollte eine Testperson an einem homöopathischen Präparat rie-chen. Verwendet wurde das Mittel Mercurius in der Potenz C200, mit Wasser statt mit Alkohol potenziert (Näheres zu Po-tenzen und dergleichen erfahren Sie im Kapitel über die Ho-möopathie). Die Testperson war 33 Jahre alt und männlich.

Abb. 34 im Farbbildteil zeigt den Erststatus, Abb. 35 die Reak-tion nach 10 Minuten im Thorax-(Brustkorb-)Bereich am Dau-men und am kleinen Finger. Am Computerdiagramm (Grafik 4) ist die Reaktion noch deutlicher zu erkennen. Die linken Bal-ken zeigen den Erststatus, die rechten die Reaktion nach dem Riechen an dem geruchlosen Mittel.

Schon im Jahr 1982 konnten wir Belastungen durch Smog, der

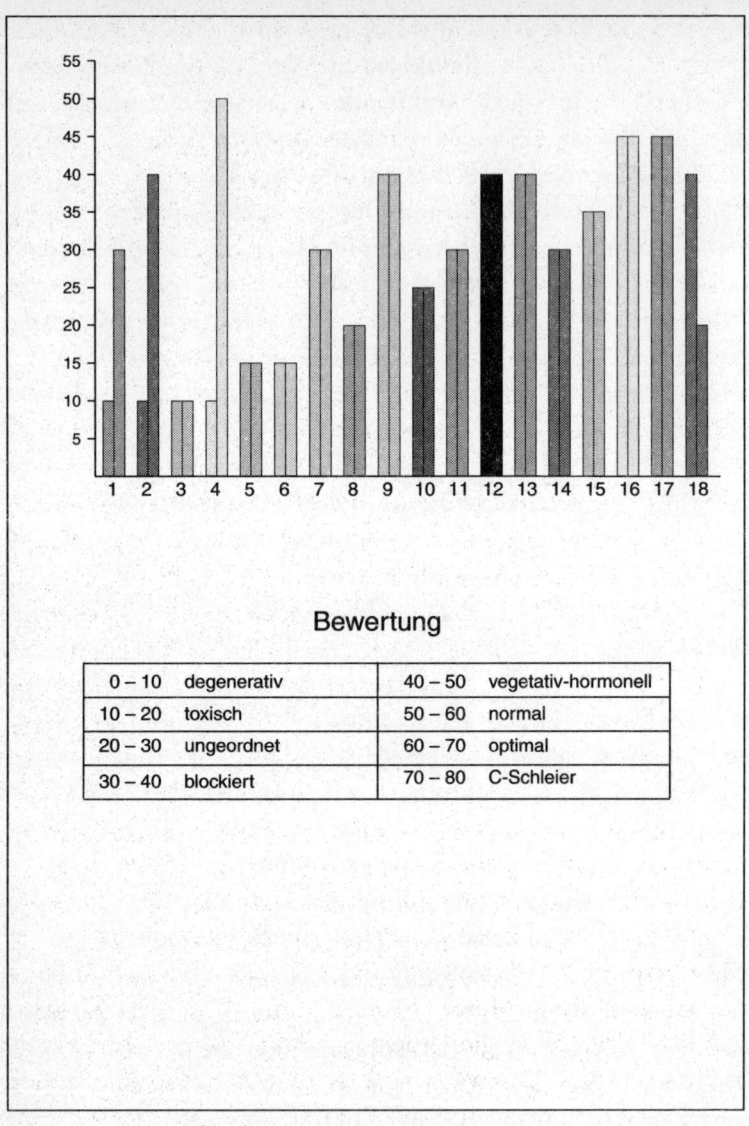

Grafik 4: Computerauswertung des »Geruchstests«

in seiner schwächeren Form ebenfalls durch die Sinne nicht wahrgenommen wird, mit dem PLASMAPRINT-Verfahren nachweisen. Es handelte sich um Versuchspersonen, die tagsüber in einer Großstadt arbeiteten. Bei Smogbelastung am Tag zeigte das PLASMAPRINT-Bild der Probanden am Abend eine massive Blockade. Eine Blockade bedeutet in diesem Zusammenhang, daß der Körper gegen eine toxische Belastung mit einer Entzündungsbereitschaft reagiert.

Abb. 36 zeigt das Strahlungsbild bei einer Smogblockade, Abb. 37 die Normalisierung nach einer Akupunkturbehandlung.

Diese Belastungen gingen in der Regel nach vier bis sechs Stunden zurück. Schnelle Erfolge erzielten wir mit dem Einsatz von Elektroakupunktur. Hiernach konnte eine Normalisierung des Strahlenbildes schon nach zirka 20 Minuten erreicht werden. Die Testpersonen waren alle im Odenwald wohnhaft, so daß ein Erholungseffekt auch durch die bessere Luft erklärbar war.

Einige Jahre nach den Untersuchungen kam ich dann wieder mit diesem Thema in Berührung, da die Zahl der umweltbelasteten Patienten in der Praxis meiner Frau erschreckend zunahm. Dies äußerte sich in der Regel zuerst mit Schleimhautproblemen aller Art bis hin zu allergischen Reaktionen, Leistungsverlust, Ermüdungserscheinungen und depressiven Reaktionen. Ich beschloß daher, diese Angelegenheit noch einmal genauer zu untersuchen. War es wirklich die Luft bzw. die Umwelt, die den Patienten so zu schaffen machte, daß sie krank wurden oder ständig nahe ihrer Leistungsgrenze waren? Mittlerweile hatten wir auch die Möglichkeit, in einem schönen Gebirgsort in 1000 Meter Höhe zu praktizieren. Die Luftverhältnisse in dieser Region waren erheblich besser – kein Smog, keine erhöhten Ozonwerte usw. –, so daß vielversprechende Vergleichsmessungen an den Patienten möglich waren. Ich konnte »umweltbelastete« Patienten dazu bewegen, einen vierzehntägigen Urlaub in den Bergen zu verbringen, um bei dieser

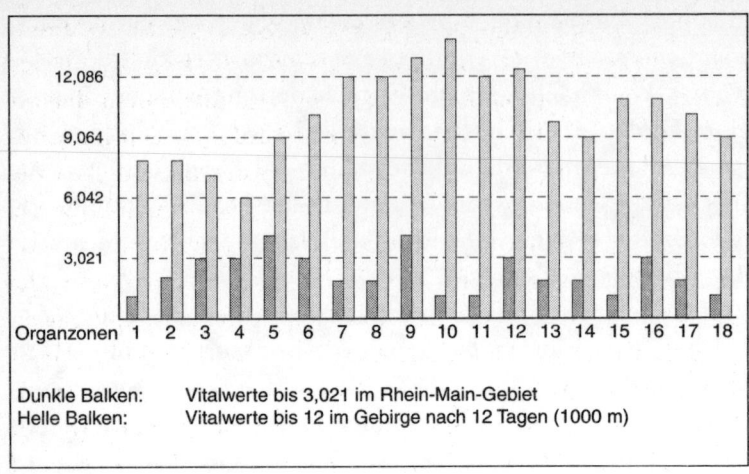

12,086																		
9,064																		
6,042																		
3,021																		

Organzonen 1 2 3 4 5 6 7 8 9 10 11 12 13 14 15 16 17 18

Dunkle Balken: Vitalwerte bis 3,021 im Rhein-Main-Gebiet
Helle Balken: Vitalwerte bis 12 im Gebirge nach 12 Tagen (1000 m)

Grafik 5: Vitalwerte, ermittelt durch PLASMAPRINT

Gelegenheit täglich Untersuchungen mit PLASMAPRINT und
COLPRINTO durchzuführen. Die Aufnahmen wurden mit den
Untersuchungsergebnissen im Rhein-Main-Gebiet verglichen.
Es war eine signifikante Verbesserung eingetreten, die letztlich
nur durch den Aufenthalt in der besseren Luft erklärbar war
(Grafik 5*). Als Gegenprobe wurden zwei Monate später – wieder zu Hause im Rhein-Main-Gebiet – die gleichen Tests
durchgeführt. Es zeigten sich erneut die alten Symptome.
Diese Untersuchungen habe ich vier Jahre lang durchgeführt,
immer wieder mit den gleichen Ergebnissen. Ich bin heute davon überzeugt, daß die Luftverschmutzung, hauptsächlich in

* Die Ziffern zu Grafik 5 sind für uns interne Vitalparameter. Sie werden ermittelt durch Meridianreaktionstest, Sauerstoffkonzentration im Blut und er-
gometrische Testverfahren (zum Beispiel mittels PLASMAPRINT-kontrollier-
ten Herz-Kreislauf-Belastungstests). Die normalen Werte, bei denen der
Mensch als durchschnittlich vital gilt, liegen bei zirka 7 000, Werte darüber
sind für sportlich-aktive Menschen typisch.

den Industriegebieten, einen großen Anteil bei der Entstehung auch von subtilen Umwelterkrankungen beiträgt, die mit den Geräten und Methoden der klassischen Medizin nicht diagnostizierbar sind. Dabei drängt sich der Verdacht, daß zwischen Umweltverschmutzung und Gesundheit ein ursächlicher Zusammenhang besteht, geradezu auf, allein wenn man sich einmal die folgenden Zahlen vergegenwärtigt (um nur einige Anhaltspunkte aufzuzeigen): In der Bundesrepublik werden jährlich zirka 17 Millionen Tonnen Schadstoffe in die Luft geblasen. Energiewirtschaft, Industrie, Landwirtschaft, Verkehr, Haushalt und Gewerbe produzieren jährlich 600 000 Tonnen Staub, 2 Millionen Tonnen Schwefeldioxid, 3 Millionen Tonnen Stickoxid, 9 Millionen Tonnen Kohlenmonoxid und etwa 2,5 Millionen Tonnen organische Stoffe. In den letzten Jahren wurden zirka 30 000 Tonnen Pestizide und etwa 3,5 Millionen Tonnen Stickstoffdünger auf zirka 55 Prozent der Fläche unseres Landes gebracht. Von den besonders belastenden, giftigen Schwermetallen wie Blei, Cadmium, Quecksilber, Metallegierungen, Säuren usw. ganz zu schweigen. Von den weltweit etwa acht Millionen registrierten Chemikalien kommt der zivilisierte Mensch mit 60 000 bis 80 000 täglich in Kontakt. Viele dieser umweltbelastenden Stoffe belasten auch das Immunsystem und werden als kanzerogen eingestuft.

Die Wirkung unsichtbarer Strahlungen

Es ist Tatsache, daß sich unsichtbare Strahlen positiv als auch negativ auf den Menschen auswirken können. In der Regel nimmt die Strahlenbelastung für Lebewesen mit zunehmender Frequenz zu.

Strahlungsfrequenz und Belastung

Erzeuger	Frequenz (Hz)
Haushaltsgeräte	10^2
Phonogeräte	$10{-}20^3$
Telefon, Funk, Rundfunk, Satellitencom.	$10^5{-}10^{10}$
IV-Licht	$10^{11}{-}10^{13}$
sichtbares Licht	$10^{13}{-}10^{14}$
UV-Licht	$10^{14}{-}10^{16}$
Röntgenstrahlen	$10^{15}{-}10^{19}$
Gammastrahlen	$10^{17}{-}10^{21}$

Ein Beispiel soll die Reaktion von Farbschwingungen, die im nichtsichtbaren Bereich liegen, zeigen. In diesem Fall wird eine schwache UV-Strahlung benutzt. Die Bestrahlungsdauer betrug 10 Minuten, bestrahlt wurde der Solarplexus.

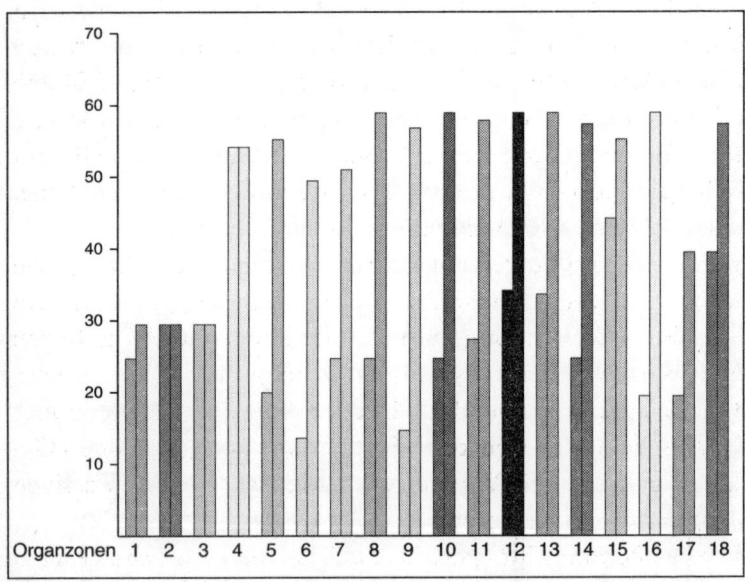

Grafik 6: Der Einfluß von UV-Strahlung

Der Erststatus der achtzehn Jahre alten weiblichen Testperson ist in Abb. 38 dargestellt. Nach der Behandlung zeigt das Strahlungsbild eine zunehmende Normalisierung. Das Computerdiagramm (Grafik 6) zeigt ebenfalls die Normalisierung, wobei die rechten Balken jeweils für die zweite Messung stehen. Solche Reaktionen sind nichts Ungewöhnliches mehr. Wir erleben diese erstaunlichen Effekte öfter nach unserer Farbtransmittertherapie.

Was in diesem Laborversuch gezeigt wurde, hat auch eine Entsprechung im täglichen Leben, denn Lichtwellen haben eine signifikante Wirkung auf Gemüts- bzw. Streßhormone. So leiden viele Menschen in der kalten, dunklen Jahreszeit an einer bestimmten Art von Depression, aus der sich wiederum verschiedene andere Krankheitssymptome ergeben. Licht ist also auch in dieser Hinsicht ein wichtiger Lebensfaktor.

Menschen, die unter Lichtmangel leiden, brauchen mehr Schlaf, sie sind bei ihrer Arbeit weniger produktiv und haben weniger Energie für die Freizeit und im Sexualleben. Sie fühlen sich aus diesem Grund lustlos und neigen dazu, mehr zu essen, insbesondere Süßigkeiten und Stärkeprodukte. Dies bedeutet in den meisten Fällen natürlich wiederum Gewichtsprobleme, was die depressive Verstimmung noch vertiefen kann.

In den letzten Jahrzehnten ist eine steigende Verdichtung von Smog- und Dunstschichten zu verzeichnen. Diese verhindern durch ihre Filterwirkung hauptsächlich bei stabilen Wetterlagen eine normale Sonneneinstrahlung. So kommt es, daß in unseren Breitengraden während der Wintermonate oft wochenlang alles grau erscheint und sich keine Sonne zeigt. Nach dem oben Gesagten ist es also kein Wunder, wenn Menschen mit depressiven Verstimmungen reagieren.

Es gibt allerdings Möglichkeiten, diese Mangelerscheinungen zu mindern bzw. sogar auszugleichen, zum Beispiel über Samen: Die Speicherung der für uns lebenswichtigen Sonnenenergie funktioniert in der Natur über die Blätter. Im Blatt wird die Sonnenenergie mittels Photosynthese in stoffliche Energie umgewandelt. Die Weiterleitung der Energie zum Samen geschieht auch mit Hilfe von Elektronen, welche durch Photonen der Sonne aktiviert sind. Diese Weiterleitung spielt sich über die Transportbrücken der Lipoproteide ab. Lipoproteide sind Verbindungen von Eiweiß und Fett über die hochungesättigten Fettsäuren. Diese leiten auch die in der Pflanze aufgebauten fettähnlichen Substanzen (Lipoide) zur Lagerung in die »Reservetanks« Samen. Auch in lebenden Geweben funktioniert dieser Energietransport zu den Zellen über die Lipoproteide.

In kaltgepreßten Vollölen wie Leinöl, Sonnenblumenöl, Distelöl befinden sich Vitamine A, E, D, Minerale, Elektronen und Schleimstoffe, welche die Brücken der Lipoproteide zum Energietransport für den Zellstoffwechsel bilden (Zellaufbau/Zellentgiftung). Samen bzw. ungesättigte Samenöle sind daher auch die natürlichen Sonnenenergiespeicher. Sie stehen genau in der Jahreszeit zur Verfügung, in der sie vor allem benötigt werden – im Winter.

Elektrosmog und Ultraschall

Unter Elektrosmog versteht man negative Einwirkungen bzw. Belastungen des Körpers durch elektromagnetische bzw. elektrische Felder. Als elektromagnetische Strahlungen werden in der Physik allerlei Strahlungsarten wie die von Wechselströmen, Wärmestrahlungen, sichtbares und unsichtbares Licht, Röntgen- und Gammastrahlungen bezeichnet. Eine genauere Definition wird erst durch die Angabe der Wellenlänge erreicht. In der Funktechnik benutzt man Antennen, die der jeweiligen Wellenlänge der Sende- bzw. Empfangswellenlänge entsprechen. Im UKW-Bereich entspricht zum Beispiel die Wellenlänge einer Radioübertragung etwa 2 Meter; eine Antenne von 2 Meter Länge müßte also für einen optimalen Empfang sorgen. Sprechen wir von Mikrowellen, deren Frequenzen im Zentimeterbereich liegen, ist es vorstellbar, daß biologische Systeme mit faserartigen Strukturen in diesem Bereich auch als Antennen funktionieren können. Dies wird um so klarer, wenn man sich vor Augen hält, daß ionisierende Strahlungen wie Röntgen-, Gammastrahlungen usw. zellschädigende Wirkungen haben, da sie Zellen (die auch Antennen darstellen) abnormal leitfähig machen. Im eigentlichen Sinne reagiert der Körper des Menschen als ein Elektrolyt. Elektromagnetische Wellen sind daher in der Lage, im Körper Ströme zu induzieren. Die so entstehenden abnormen Spannungsverhältnisse im Organismus beeinträchtigen die Funktion des Nervensystems und der bioenergetischen Regulation.

Größere Nervenfasern, etwa die Fasern längs der Wirbelsäule, sind in der Lage, auch langwellige Frequenzen aufzunehmen. Es ist daher nicht abwegig, anzunehmen, daß der Einfluß von elektromagnetischen Schwingungen auf den Menschen zu erheblichen Störungen seiner elektrobiologischen Steuersysteme führen kann. Letztendlich können sich durch solche Effekte Zellpotentiale verändern, die wiederum das osmotische Geschehen beeinflussen. In der Regel führt dies zu massiven Störungen des Zellstoffwechsels. Zellentartungen sind somit schon programmiert. Besonders signifikant ist der Anstieg der psychiatrischen Erkrankungen, Erkrankungen des Skeletts, der Muskeln, Neubildungen des Blutes bzw. Störungen der blutbildenden Organe sowie Krankheiten des Kreislaufsystems. Mittlerweile ist auch bekannt, daß elektromagnetische Felder den Melatoninspiegel senken können. Da dieses Hormon auch neben anderem eine krebshemmende Wirkung hat, sind Erkrankungen in dieser Richtung begünstigt.

Seit etwa 1975 hat sich in der Bundesrepublik der Bestand an

Funksendern mehr als verdreifacht. In den letzten Jahren ist eine weitere Zunahme durch die Mobilfunknetze erfolgt, das heißt, die Mikrowellenbelastung nimmt ständig zu. Wie sich die Wellen beim Telefonieren mit dem »Handy« am oder im Kopf auswirken, ist noch nicht genau geklärt. Nach meinen Erfahrungen sind solche Belastungen unmittelbar am Kopf äußerst bedenklich. Es ist nicht auszuschließen, daß die Magnetfelder Gehirnströme negativ beeinflussen und damit das Immunsystem empfindlich stören können.

Obwohl in Fachkreisen schon lange bekannt, berichten nun auch Fernsehen und Tagespresse von neuen Studien bzw. »Erkenntnissen« über Langzeitbelastungen auch durch schwache magnetische Felder. Unsere Politiker hüllen sich nach wie vor bei solchen brisanten Themen in Schweigen oder versuchen erst einmal, diese Erkenntnisse herunterzuspielen. Dabei könnten hier bei frühzeitiger Beachtung dieser Probleme eine Menge unnötig ausgegebener Gelder auf dem Gesundheitssektor eingespart werden.

Bezüglich der zulässigen Belastungshöchstwerte sei am Rande erwähnt, daß wir in Deutschland Grenzwerte haben, die etwa hundertmal höher als in den GUS-Staaten bzw. der alten UdSSR liegen.

In der Praxis meiner Frau hatten wir vor einiger Zeit zwei männliche Krebspatienten, die am gleichen Arbeitsplatz beschäftigt waren. Beide Patienten waren in ihrem Berufsleben jahrelang Hochspannungsfeldern ausgesetzt gewesen. Es fällt mir immer schwer, bei Fällen, die dermaßen ähnlich sind, nur an Zufall zu glauben.

Neue Erkenntnisse sprechen dafür, daß mit großer Wahrscheinlichkeit Zusammenhänge zwischen Einflüssen durch Elektrosmog und dem plötzlichen Kindstod (SIDS, *sudden infant death syndrome*, genannt) bestehen. In den USA haben zahlreiche Untersuchungen ergeben, daß Kleinkinder, die am plötzlichen

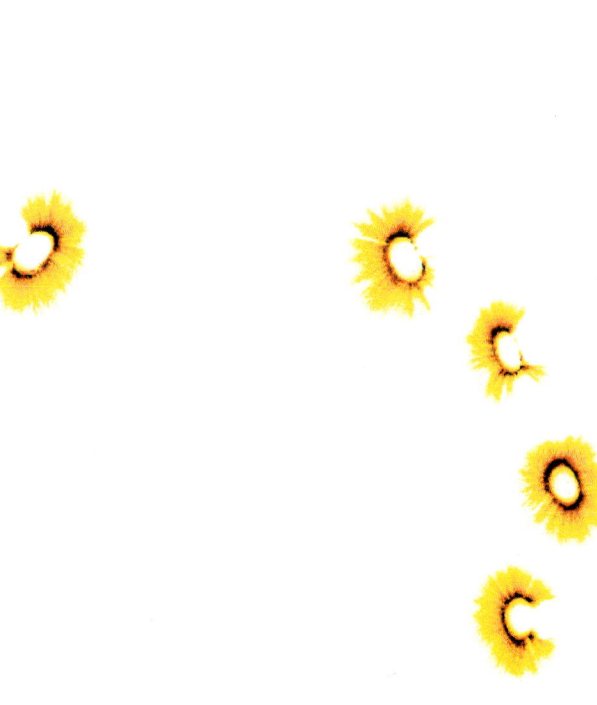

Abb. 21: Erststatus eines Roemheld-Patienten

Abb. 22: PLASMAPRINT-Kontrolle zwei Monate später

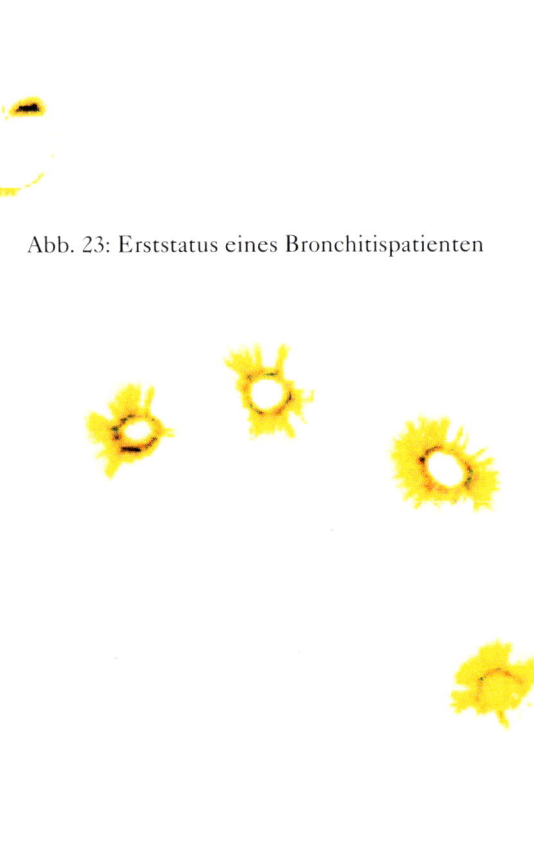

Abb. 23: Erststatus eines Bronchitispatienten

Abb. 24: Abschlußkontrolle –
das Kind ist völlig beschwerde- und symptomfrei

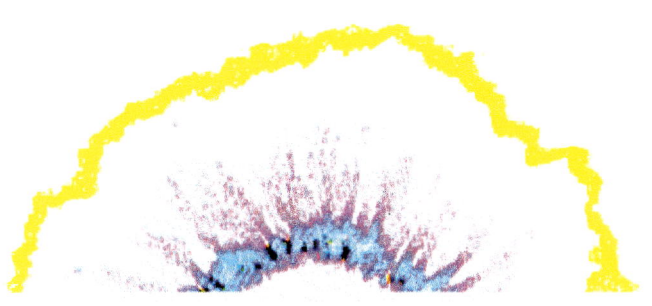

Abb. 25: Normale Gasentladung

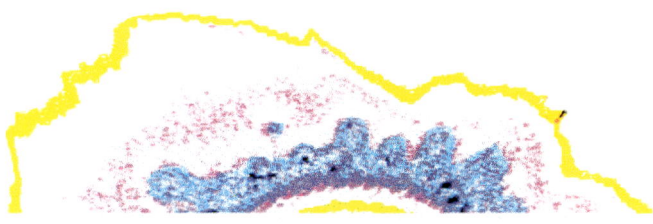

Abb. 26: Instabile Gasentladung

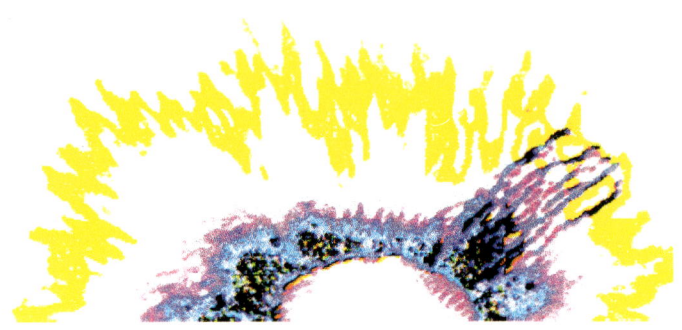

Abb. 27: Eruptionsbild

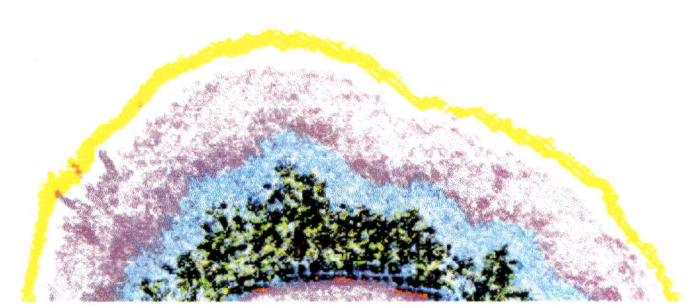

Abb. 28: Gasentladung bei einer degenerativen Erkrankung wie Krebs

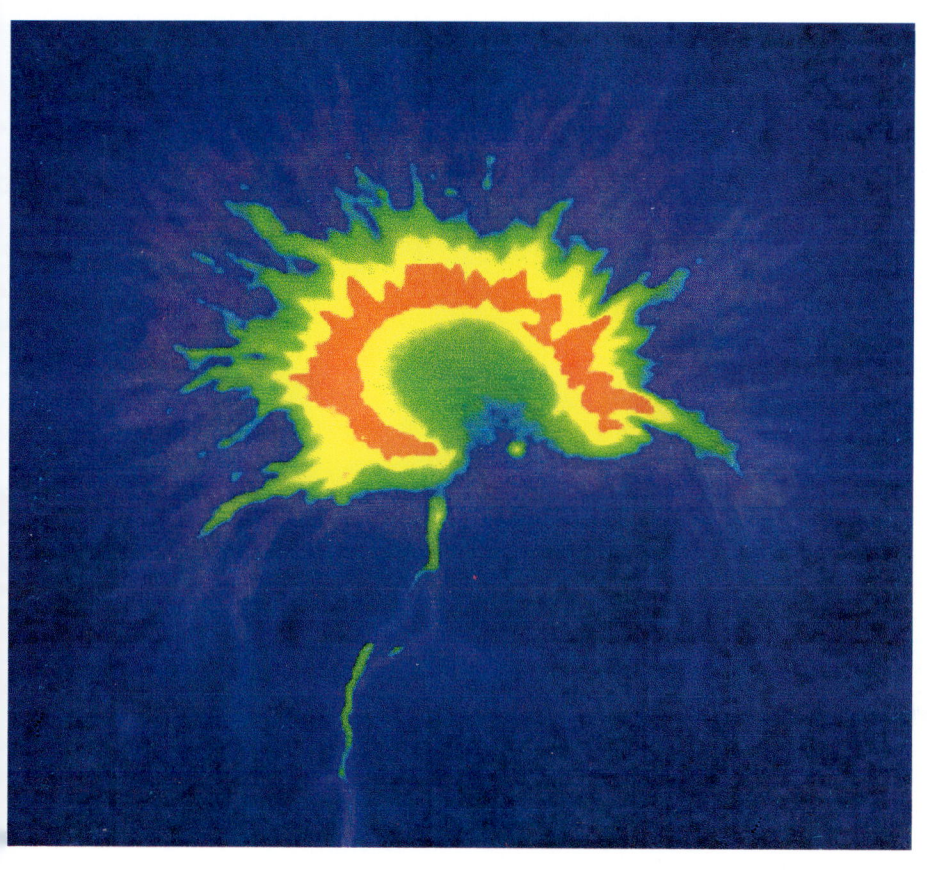

Abb. 29: Colprinto-Hochgeschwindigkeits-Strahlungsbild
eines Harnweginfektes

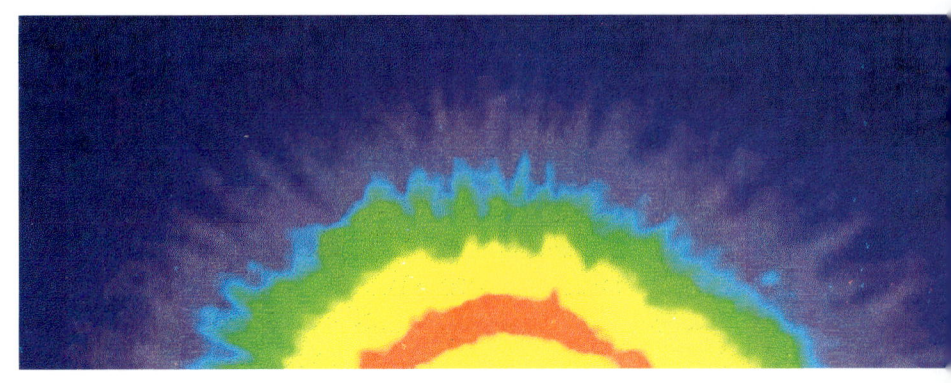

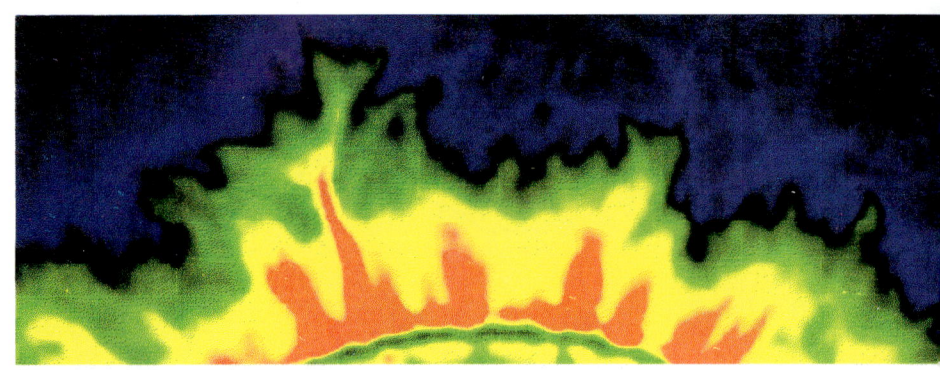

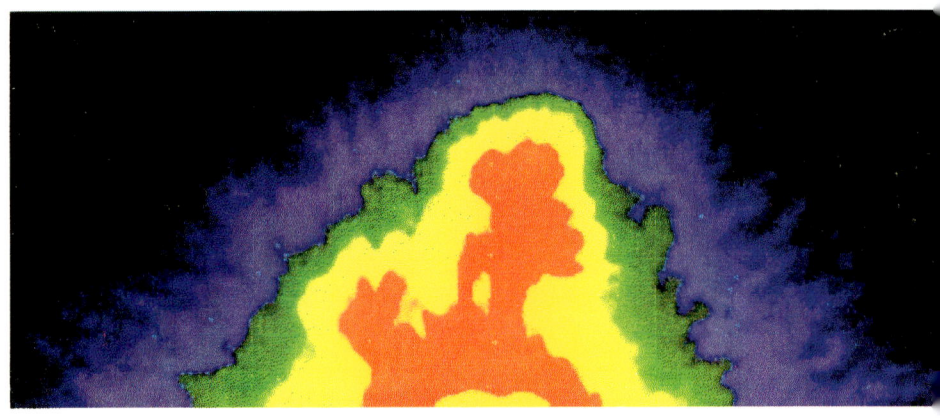

Abb. 30–32: Colprinto-Hochgeschwindigkeitsaufnahme
von Eruptionsphänomenen über der Haut

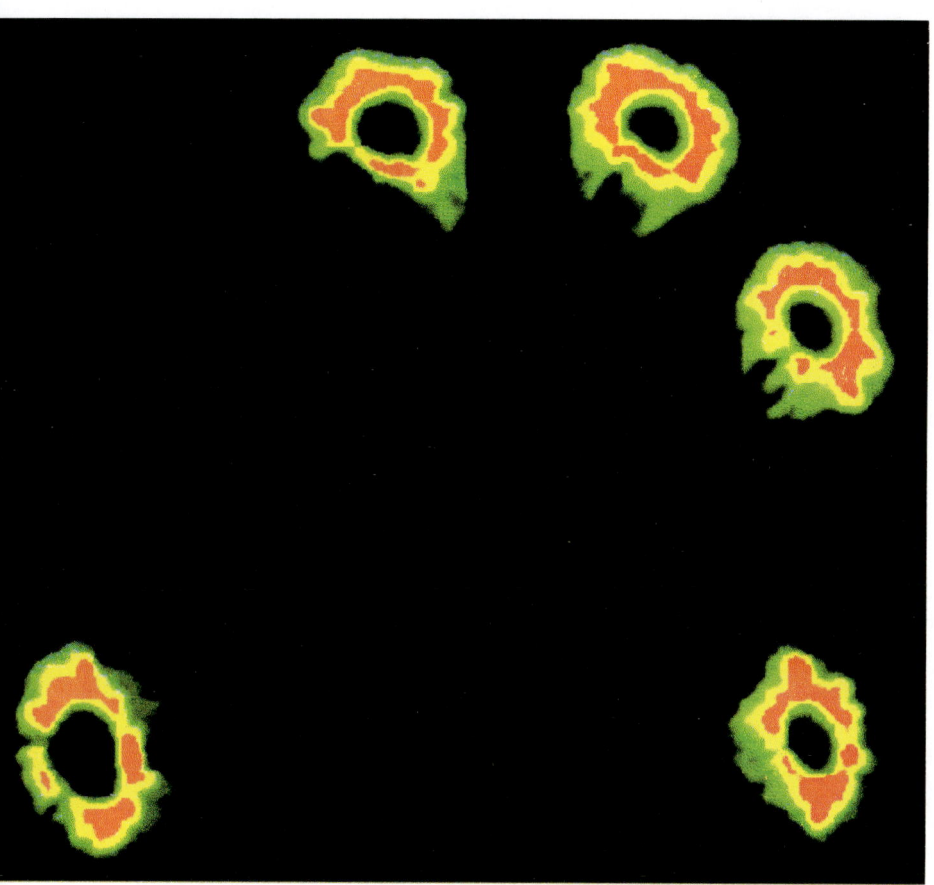

Abb. 33: Aufnahme zur Untersuchung von Nebenwirkungen
allopathischer Medikamente

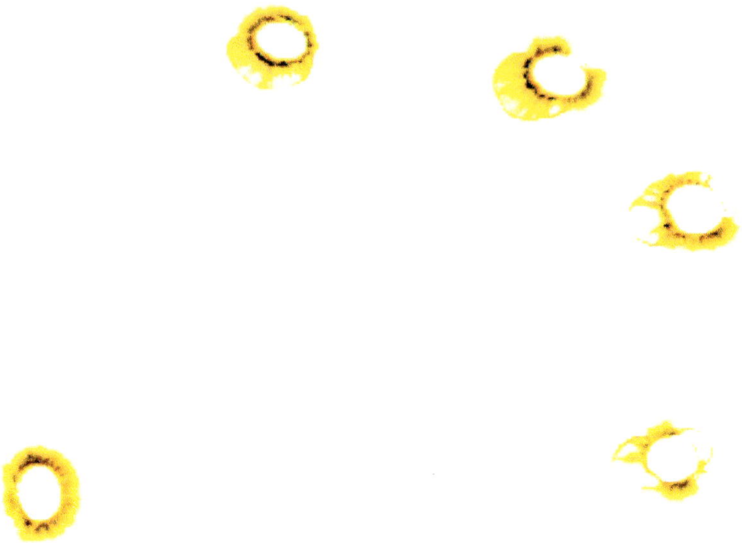

Abb. 34: Plasmaprint-Erststatus

Abb. 35: Reaktion nach 10 Minuten

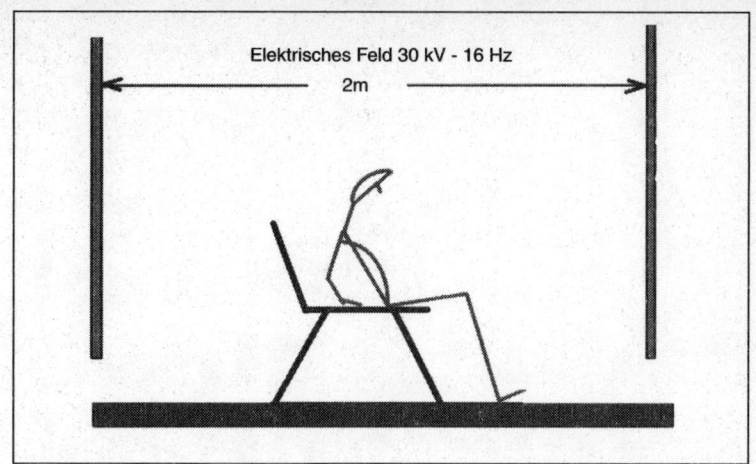

Grafik 7: Test zum Nachweis der Elektrosmogschädigung

Kindstod sterben, einen massiven Melatoninspiegelabfall zeigen. Man vermutet, daß durch Streßbelastung der Epiphyse Hormonveränderungen auftreten, die Auswirkungen auf die Steuerung der Atemfrequenz haben. In allen Fällen von SIDS, die untersucht wurden, war der Melatoninspiegel im Blut wie auch im Gewebe auf ein Fünftel des Normalwertes reduziert. Es ist daher auch nicht auszuschließen, daß elektromagnetische Einwirkungen von außen in der embryonalen Phase des Kindes Mikrostreßbelastungen hervorrufen, die zur SIDS-Disposition führen.

Um die Wirkung dieser Strahlenbelastung auf Erwachsene zu messen, haben wir in einem Versuch Bedingungen geschaffen, die denen im Alltag vieler Menschen ähnlich sind. Bei diesem Test sitzt der Proband, 54 Jahre, männlich, zwischen zwei Metallplatten, die im Abstand von 2 Metern angeordnet sind (siehe Grafik 7). Es wird für 10 Minuten eine hochohmige Wechselspannung von 30 Kilovolt/16 Hertz angelegt. Das Hochspan-

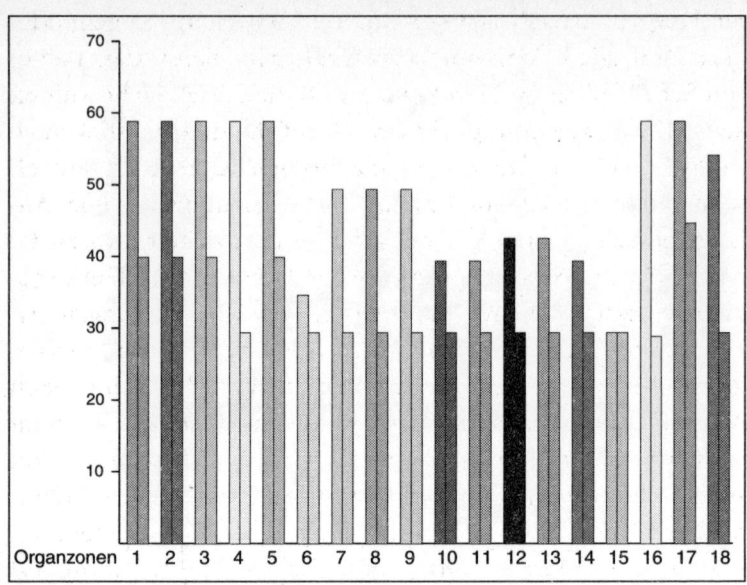

Grafik 8: Computerauswertung der Elektrosmogbelastung

nungsfeld nimmt die Testperson nicht wahr. Den Erststatus
zeigt Abb. 40 im Farbbildteil.
Die Reaktion nach 20 Minuten wird durch eine massive Blockade im PLASMAPRINT-Strahlenbild symbolisiert (Abb. 41). Dies
bedeutet, daß eine vegetative Streßreaktion durch das elektrische Feld ausgelöst wurde. Es ergeben sich hieraus Kreislauf-
belastungen wie auch Dysregulationen der Blutgefäße. Die
Blockade zeigt ebenso die Computerauswertung (Grafik 8), womit eindeutig bewiesen sein dürfte, daß die vielfach verleugne-
te schädliche Wirkung des Elektrosmogs tatsächlich existiert.
In ähnlicher Weise wird die schädliche Wirkung von Ultraschalluntersuchungen verharmlost, dabei steht inzwischen außer
Zweifel, daß sie dem Ungeborenen zumindest unangenehm
sein müssen. So wurde bei Ultraschalluntersuchungen des öfte-

66

ren beobachtet, daß sich der Embryo zu drehen versucht oder unruhig reagiert. Man muß sich darüber im klaren sein, daß er von Schallwellen traktiert wird, gegen die er sich nicht wehren kann. Die Bezeichnung Ultraschall trifft heute eigentlich auch gar nicht mehr zu. Denn Ultraschallwellen liegen normalerweise in einem Bereich von etwa 30 bis 50 Kilohertz. Als man Anfang der sechziger Jahre dieses Verfahren entwickelte, waren die Abtastköpfe noch so groß wie eine Zigarrenschachtel. Heute bedient man sich höherer Frequenzen von 2 bis 15 Megahertz. Hierdurch verkleinern sich die Abtastköpfe, und man erreicht dadurch eine wesentlich bessere Bildqualität. Wegen der hohen Arbeitsfrequenz kann man im eigentlichen Sinne aber nicht mehr von einer Ultraschalluntersuchung sprechen und daher auch nicht ausschließen, daß dem Ungeborenen durch übermäßigen Einsatz dieser Untersuchungen Schaden entsteht.

In einigen Ländern ist mittlerweile das EM-(electromagnetic-) Hypersensibilisierungssyndrom als Krankheit anerkannt. Als EM-Hypersensibilisierungssyndrom bezeichnen wir eine Überempfindlichkeit gegenüber elektromagnetischen und elektrostatischen Feldern am Computer, an Maschinen, Starkstrom und Hochspannungsleitungen, TV, Funktelefon, Mikrowellenherd usw.

Dabei lösen schon die feinsten Dosierungen Reaktionen aus, die das bioenergetische Geschehen beim Menschen beeinflussen können (Mikrostreß). Als Beschwerden infolge ständig unkontrolliert einwirkenden Elektrosmogs zeigen sich Kopfschmerzen, Müdigkeit, Leistungsverlust, Bauchkrämpfe, Hypersensibilität gegenüber verschiedenen Stoffen, allergische Reaktionen, erhöhte Streßbelastung, Schwäche des Immunsystems, erhöhtes Krebs- und Infarktrisiko, Anfälligkeit für Parasiten, Viren, Bakterien, neurochemische Veränderungen, die zu psychischen Störungen bis zur Selbstmordgefahr führen können.

Der Lebensstoff Wasser

Wasser ist Träger lebenswichtiger Stoffe und Informationen für den Organismus. Durch massive Umweltbelastungen wird dieses Lebenselixier heute mehr und mehr seiner ursprünglichen Beschaffenheit beraubt. Hohe Nitrat-, Nitrit- und Schwermetallanteile und andere toxische bzw. bakterielle Belastungen wandeln das Wasser zum lebensfeindlichen Stoff. Und die Prüfmethoden wie auch die Aufbereitungsverfahren der Wasserwirtschaft sind unzureichend.

Dabei ist die Bedeutung des Wassers für die Gesundheit den Menschen bereits seit Urzeiten bekannt. Schon Priester der Pharaonen, die gleichzeitig Ärzte waren, nutzten seine Heilkräfte. Bei den Römern war das Wasser heilig – sie hatten erstaunliche Fähigkeit, gutes Wasser zu finden und dieses kilometerweit über Aquädukte zu ihren Städten zu leiten. Die römische Wassermedizin kann als einer der Vorläufer heutiger Kneipptherapien aufgefaßt werden.

Trotz allen wissenschaftlichen Fortschritts glauben die Menschen auch heute noch an die Heilkraft sogenannter heiliger Quellen. Dieser Begriff ist nicht nur Überlieferung, sondern Ausdruck von Ehrfurcht und Hoffnung des Menschen gegenüber dem Lebenselixier Wasser.

Die wohltuende Wirkung wie die Heilkraft guten Wassers hängen von mehreren Faktoren ab. So sind in gutem Trinkwasser beispielsweise viele Spurenelemente enthalten, und zwar in einer geeigneten Konzentration, die zur Regulation des Mineralstoffhaushalts im Körper beitragen.

Um einmal die Wirkung eines Spurenelements zu untersuchen, haben wir folgenden Test durchgeführt: Eine 46 Jahre alte Frau nahm 5 Milliliter destilliertes Wasser ein, das mit zehn Tropfen Natrium selenicum D4 vermischt war. Abb. 42 im Farbbildteil zeigt ihren Erststatus, eine degenerative Belastung. Die Kon-

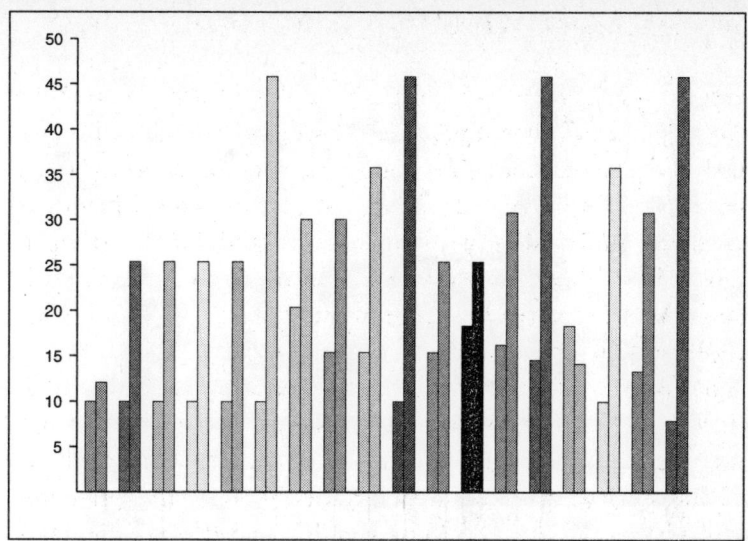

Grafik 9: PLASMAPRINT-Vitalstatus vor und nach Einnehmen von Natrium selenicum

trolle nach 15 Minuten ergab, daß sich das degenerative Bild aufgelöst hatte (Abb. 43): Das homöopathische Mittel bzw. Spurenelement hatte eine positive Wirkung. Die Grafik 9 zeigt den Vitalstatus vor und nach der Einnahme von Natrium selenicum. Wenig bekannt sind die elektrischen Eigenschaften von Wasser. Sie werden überwiegend von der elektrolytischen Zusammensetzung, der Sonneneinwirkung und dem Sauerstoffgehalt bestimmt. Die elektrische Leitfähigkeit und Kapazität sind ebenfalls wesentliche Faktoren, die sich auf die Eigenschaften des Wassers auswirken.

Ich möchte Ihnen an einem Beispiel zeigen, wie man Wasser auf solche Eigenschaften untersuchen kann und warum diese Eigenschaften sehr wichtig für den Menschen sind.

Mit einem speziellen physikalischen Test kann man die sogenannten Eigenresonanzspektren, die Aufschluß über die gute

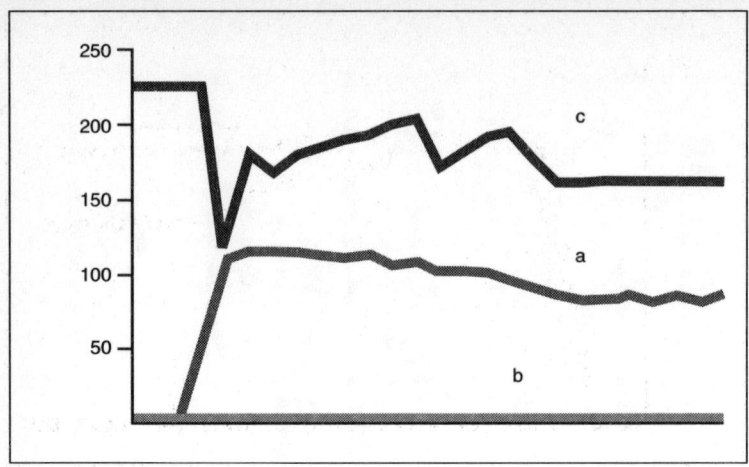

Grafik 10: Eigenresonanz des Wassers

Qualität von Wasser geben, grafisch festhalten. Der Test wurde von mir entwickelt und wird in meinem Institut durchgeführt. Mittels elektrischer Anregung der Spurenelemente werden deren Eigenresonanzen registriert, die wiederum Aufschluß über die Beschaffenheit des Wassers geben. Das erste Diagramm (Grafik 10) zeigt drei Kurven verschiedener Wasserqualitäten. Kurve a stammt von einem guten Trinkwasser, Kurve b von destilliertem Wasser, und Kurve c ist von einem schlechten Wasser mit erhöhtem Nitrit- und Nitratgehalt. An diesem Beispiel kann man erkennen, daß schlechtes Wasser überhöhte Werte aufweist. Das destillierte Wasser zeigt hingegen gar keine Resonanz, es ist sozusagen tot. Es ist auch nicht ratsam, destilliertes Wasser zu trinken, da es dem Körper wichtige Spurenelemente entzieht und damit das osmotische Geschehen des Zellstoffwechsels stört.

Schauen wir uns nun einmal das Eigenresonanzspektrum von destilliertem Wasser an, wie es sich verändert, wenn man einen

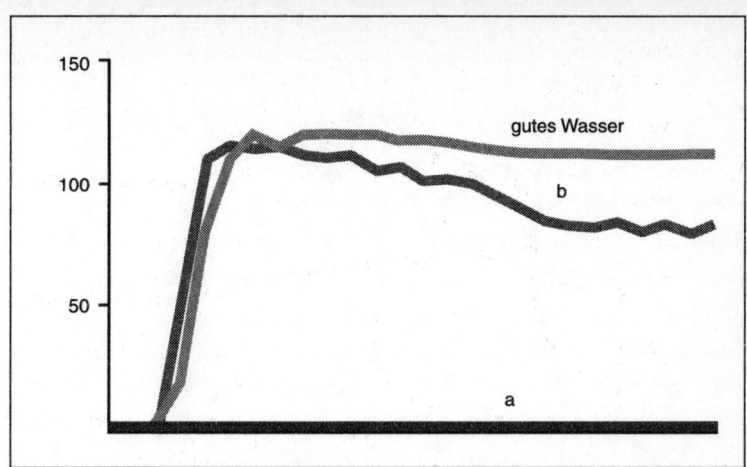

Grafik 11: Destilliertes Wasser

Tropfen Blut hinzufügt: Auf 100 Milliliter Wasser wird ein Bluts-
tropfen gegeben. Kurve a in Grafik 11 stellt das reine destillierte
Wasser dar. Nach Zugabe eines Blutstropfens entsteht sofort ein
Spektrum, das dem eines guten Trinkwassers sehr ähnlich ist
(Kurve b). Das Ergebnis dieser Untersuchung zeigt, daß Blut
fast identische Eigenresonanzspektren besitzt wie ein gutes
Trinkwasser. Offensichtlich bringt eine ideale Zusammensetzung von Elektrolyten und Spurenelementen im Wasser auch
gute Voraussetzungen für günstige elektrische Eigenschaften
und somit für die Gesundheit des Menschen.
Wenn also pH-Wert, mineralische Bestandteile und elektrische
Eigenschaften im Wasser stimmen, dann können wir von dem
Lebenselixier Wasser reden. Nur dieses Wasser ist in der Lage,
lebenswichtige bioenergetische Vorgänge im Körper optimal zu
regulieren.
Um den Zustand des Wassers zu verbessern, versucht man denn
auch mit vielerlei Methoden, schädliche Inhaltsstoffe herauszu-

71

filtern und nützliche hinzuzufügen. Doch wie gut bzw. schlecht die Wasseraufbereitung in Wirklichkeit ist, soll die nachstehende Auswahl einiger Methoden beispielhaft zeigen:

– *Ionenaustauscher* haben folgende Vorteile: Anionenaustauscher entfernen Nitrat und Sulfat. Kationenaustauscher können Schwermetallionen und die Härtebildner Kalzium und Magnesium entfernen. Bei größeren Anlagen besteht die Möglichkeit der Regeneration, die allerdings eine gewisse Belastung des Abwassers mit sich bringen kann (Natriumbelastung). Als Nachteil schlägt zu Buche, daß Wasser durch Ionenaustauscher in der Regel enthärtet wird. Dies ist nicht immer wünschenswert. Wasser mit niedrigem Kalziumanteil kann ungünstige Auswirkungen auf die Herzkranzgefäße, das Knochengerüst bei Kindern (Rachitis, Wachstum usw.) schon während der Stillzeit haben. Durch eine Absenkung des pH-Wertes kommt es zu einer Säuerung des Wassers, die sich aggressiv auf Rohrleitungen auswirken kann. Die Wirkungsdauer ist begrenzt. Es besteht die Gefahr einer Verkeimung (besonders bei kleinen Anlagen). Eine mikrobielle Belastung des Wassers ist nicht auszuschließen. Erhöhte Silberkonzentrationen im Wasser sind möglich, es gibt keine Gewähr der Keimminderung durch das Silber. Die Silberkonzentration kann sich ungünstig bei der Herstellung homöopathischer Präparate auswirken.
– *Aktivkohlefilter* haben folgende Vorteile: Sie entfernen unpolare Halogenwasserstoffe, unpolare Pestizide, teilweise partikuläres Blei, Mangan- und Eisenverbindungen. Sie haben eine lange Wirkungsdauer und einen hohen Wirkungsgrad. Als Nachteile sind zu vermerken, daß Nitrat durchläuft, sie im Haushalt nicht regenerierbar sind, Schwermetallionen durchlaufen und die Gefahr von Verkeimung besteht.
– Bei der *Umkehrosmose* wird Wasser durch einen Mikrofilter ge-

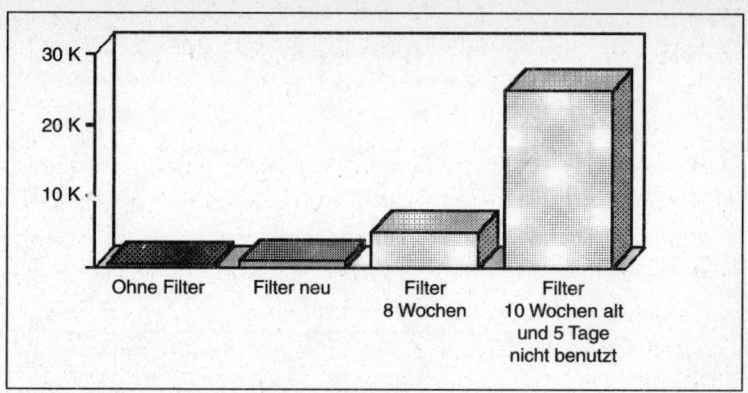

Grafik 12: Verkeimung eines Umkehrosmosefilters
(Keimzahl in Tausend)

preßt, so daß schädliche Stoffe ausgefiltert werden. Die Um-
kehrosmose hat eine lange Wirkungsdauer und einen hohen
Wirkungsgrad sowie eine große Wirkungsbreite. Nachteilig
sind jedoch der enorme Rohwasserverbrauch, die Gefahr der
Verkeimung sowie die Entmineralisierung des Wassers.
Außerdem bereitet das Verfahren hohe Anschaffungs- und
Betriebskosten. (Den Grad der Verkeimung demonstriert
Grafik 12.)

Dies sind nur einige Beispiele zur Problematik der Wasseraufbereitung. Zu ursprünglich sauberem Trinkwasser gibt es bis
heute noch keine Alternative. Selbst die aufwendigste auf dem
Markt befindliche Technik kann aus einem belasteten Rohwas-
ser keine naturreine Quelle machen, da bioelektrische Aspekte
bis heute noch nicht genügend Beachtung finden. Dabei wäre
vorteilhaft, der chemischen Wasseranalyse eine »bioelektrische
Analyse« anzuschließen. Nur wenn chemische und elektrische
Eigenschaften des Wasser bekannt sind, lassen sich anwendbare

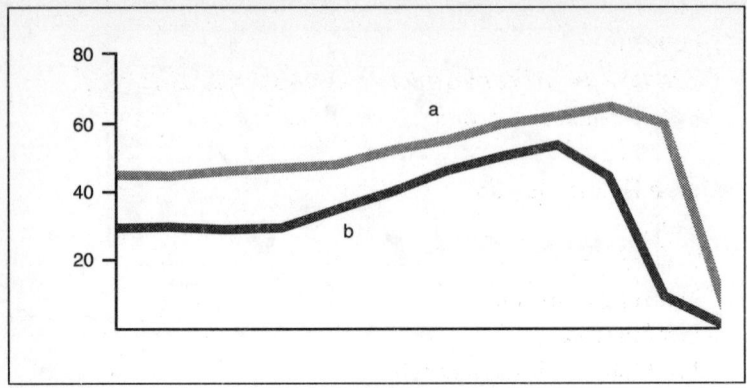

Grafik 13: Mineralresonanzkurve von Wasser mit und ohne Sauerstoff-anreicherung (a= mit Sauerstoff geladen, b = normales Leitungswasser)

Rückschlüsse über eine biologische Verwendbarkeit ziehen. So ist zum Beispiel die »Aufnahmekapazität« von Sauerstoff ein wichtiger Faktor. Nur ein Wasser, das eine gute Sauerstoffsätti-gung hat, also genügend Sauerstoff einlagern kann, ist ein bio-logisch wertvolles Wasser (Grafik 13). Hier gilt es, noch enorme Entwicklungslücken bei der Wasseraufbereitung zu schließen. Mit Hilfe des COLORPLATE-Verfahrens beispielsweise kann man Strahlungsbilder von Wasser herstellen, die eindeutige Aus-sagen über seine bioenergetische Qualität erlauben. Abb. 44 im Farbbildteil zeigt das Strahlungsbild von hervorragendem, frisch entnommenem Quellwasser. Das Bild weist eine hohe Ordnung in Farbe und Struktur auf. Untersuchungen in mei-nem Institut wie auch empirisch gewonnene Erkenntnisse zei-gen, daß Zusammenhänge mit dem Ordnungsgrad (oder der Güte der Bilder; das heißt, Strahlen und Farbe sind sehr harmo-nisch) und der Qualität des Wassers bestehen. Abb. 45 zeigt die Strahlung von normalem Leitungswasser, Abb. 46 von gutem Mineralwasser und Abb. 47 von minderwertigem Flußwasser,

Übersicht:

Entstehung neuer Krankheitsbilder durch ständige Belastung des Menschen und der Natur

Durch Belastung von
– Luft,
– Wasser,
– Nahrungsmitteln,
– Streßfaktoren,
– Medikamentenmißbrauch,
– Rauchen, Alkohol, Drogen

entstehende Krankheiten
infolge von:

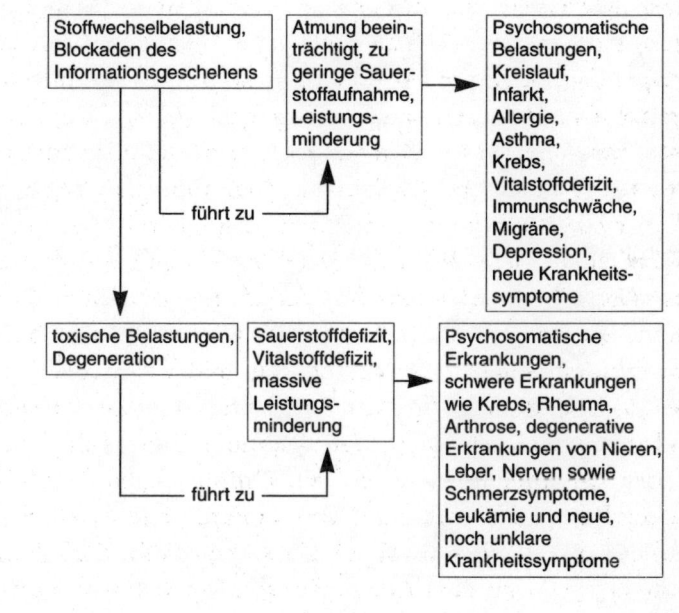

das nicht für den Genuß geeignet ist. Letzteres weist die weitestgehende Unordnung in Farbe und Strahlungsstruktur auf. Man kann anhand des Strahlungsbildes sagen, es ist ein enharmonisches Wasser – es harmoniert nicht mit der Natur.

6 Radiästhesie

Die Disziplin der Radiästhesie beschäftigt sich mit Strahlungen, welche durch Reaktionen von Pendeln und Wünschelruten nachweisbar sind. Der Begriff »Strahlung« kann hier nicht mit dem wissenschaftlich etablierten Begriff der Strahlung gleichgesetzt werden, da man sich überwiegend mit physikalisch noch nicht genau definierbaren Phänomenen beschäftigt. Grundsätzlich handelt es sich bei dieser Art von Strahlungen, etwa der Erdstrahlung, um Energieformen, die biologische Systeme beeinflussen können. Im übergeordneten Sinne wird auch der Begriff »bioenergetisches Störfeld« oder einfach »Störfeld« benutzt.

Wie man auch immer zu solchen Störfaktoren stehen mag – es gibt sie, weil biologische Systeme nachweisbar darauf reagieren. Man kann ein Phänomen, das offensichtlich so alt wie die Menschheit ist, nicht einfach ignorieren, nur weil der Wissenschaft zur Zeit noch keine geeignete Meßmethode zur Verfügung steht. Die Handhabung von Wünschelruten, Pendeln oder ähnlicher Werkzeuge kennt man bereits einige tausend Jahre. Schon der sagenhafte Gelbe Kaiser, die alten Ägypter, die Römer und andere Völker der Antike wußten um diese Methoden und ihren Einsatz zum Wohle der Menschen. Zudem haben sich zu allen Zeiten bedeutende Persönlichkeiten, deren Glaubwürdigkeit verbürgt ist, positiv zur Radiästhesie geäußert, wenn sie sich erst einmal mit dieser Disziplin befaßt hatten.

Da lebende Organismen auf Störfelder reagieren, ist also offensichtlich davon auszugehen, daß diese über eine wesentlich höhere Sensibilität verfügen als die konventionellen physikalischen Meßsysteme unserer Zeit.

Der Radiästhet verwendet für seine Tätigkeit den Begriff »Muten«, was so verstanden werden kann, daß er etwas »vermutet« und keine Messung im physikalischen Sinne durchführt. Bei der Mutung bzw. beim Rutengehen wird der Körper des Radiästheten quasi als Meßverstärker benutzt. Doch wie läßt sich dies alles einigermaßen plausibel erklären? Was passiert eigentlich im Körper beim Rutengehen?

Es ist Stand des Wissen, daß biologische Systeme zum Beispiel auf elektromagnetische Wellen reagieren können. So sammeln sich bestimmte Bakterien um magnetische Pole und richten sich danach aus, um sich dann besonders gut zu vermehren. Brieftauben und Zugvögel orientieren sich mittels der Magnetfeldlinien der Erde, indem sie diese mit einem magnetisch empfindlichen System wahrnehmen. Ähnliche Phänomene wurden auch bei anderen Tieren beobachtet.

Wir wissen heute, daß beim Menschen zum Beispiel die Epiphyse (Zirbeldrüse) auf Licht- und andere, magnetische Wellen reagieren kann. An einem einfachen Beispiel kann das jeder erkennen: Wenn der Mensch zuwenig Lichtwellen bekommt, reagiert er depressiv, besonders im Herbst oder Winter, wenn alles grau in grau ist und längere Zeit keine Sonne scheint. Hier verändern sich dann hormonelle Vorgänge im Körper, die uns massiv belasten können. Solche Belastungen führen nicht selten zu Kreislaufproblemen, Schlaflosigkeit, Leistungsminderung bzw. Erschöpfungszuständen oder Aggressionen und Unzufriedenheit, wodurch die Entstehung von Krankheiten begünstigt wird.

Betrachtet man den Körper des Menschen als einen elektrischen Schwingkreis, der aus einem parallelgeschalteten Widerstand und einem Kondensator besteht, so kann man bei einem normalen, gesunden Menschen einen Hautleitwiderstand von zirka 95 Kiloohm und eine Kapazität von etwa 250 Nanofarad messen. Wird der Mensch krank, können sich diese Werte zuweilen signifikant ändern, etwa bei einem Infekt, bei Fieber oder einem entzündungsbereiten Zustand des Körpers. Meist wird dann der Widerstand kleiner und der kapazitive Wert größer. Das bedeutet, daß mehr Energie verbraucht wird. Dies kann man ja auch bei Fieber feststellen – die erhöhte Temperatur ist ein Beweis für einen höheren Energieverbrauch.

Ständig ist unser Organismus Belastungen ausgesetzt, die er ausgleichen muß – er muß sein »biologisches Gleichgewicht« halten, um normal funktionieren zu können. Im gesunden Zustand verbraucht der Mensch die geringste Menge Energie zur Aufrechterhaltung der lebensnotwendigen Steuerungen (des Regulationssystems). Nun ist nicht jeder Tag wie der andere. An manchen Tagen geht alles »wie geschmiert«, und an anderen tut man sich schwer mit der Arbeit, man ist müde und abgespannt. Und genau dieser Zusammenhang ist für die Arbeit des Radiästheten wichtig: Je vitaler bzw. gesünder er ist, desto genauer sind seine Mutungen.

Da die Zuverlässigkeit der Mutungen maßgeblich von dem jeweiligen Vitalitätszustand des Rutengänger abhängt, ist es wichtig, daß er seinen Vitalitätszustand kennt, bevor er mit der Arbeit beginnt. Zunächst soll daher ein Testverfahren zur Prüfung seiner Befindlichkeit vorgestellt werden, das in vielen Versuchen entwickelt wurde und sich in der Praxis bisher gut bewährt hat. Wie schon gesagt wurde, stellen sich beim gesunden Menschen die R-C-Werte (R = Widerstandswert in Kiloohm, C = Kapazität in Nanofarad) auf etwa 95 Kiloohm und 250 Nanofarad ein. Arbeitet der Radiästhet in einer Phase, in der diese R-C-Werte für ihn optimal sind, sind auch seine Testergebnisse optimal. Bei Radiästheten, bei denen optimale R-C-Werte vorlagen, waren die Testergebnisse bis zu 76 Prozent besser als bei Probanden mit schlechten R-C-Werten.

Bei dem Testverfahren handelt es sich um einen Vitalcheck für

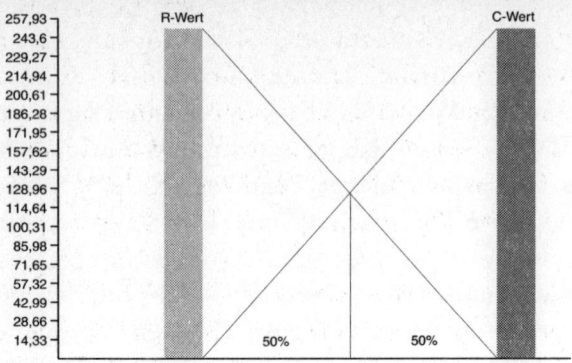

Grafik 14: Biologisches Gleichgewicht bei ausgeglichenen R-C-Werten

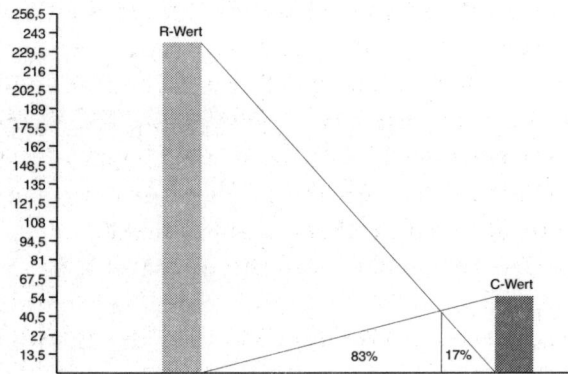

Grafik 15: Biologisches Ungleichgewicht bei unausgeglichenen R-C-Werten

Radiästheten, der in meinem Institut durchgeführt werden kann. Bei diesem Check werden die optimalen R-C-Werte ermittelt, die der Radiästhet dann täglich mit einem kleinen Gerät nachmessen kann. Dadurch hat er die Möglichkeit, jederzeit die aktuelle Fähigkeit für die Mutung zu kontrollieren.

Außer dem Verändern der R-C-Werte können natürlich auch

noch andere Faktoren die Arbeit des Rutengängers stören. Dies sind zum Beispiel elektromagnetische Wellen, massive Umweltbelastungen, hohe Ozonwerte und anderes mehr. Umfangreiche Untersuchungen ergaben, daß bestimmte elektromagnetische Wellen den Radiästheten so erheblich beeinflussen können, daß er nicht mehr in der Lage ist, genaue Mutungen durchzuführen. Dies zeigen auch die im folgenden dargestellten Testreihen.

Die Testreihen wurden mit einem Kristall oder einer speziell aufbereiteten Wasserampulle ausgeführt, je nachdem, womit der Radiästhet die besten Testergebnisse hatte. Das Testobjekt war in der Mitte eines abgeschirmten Raumes plaziert, und zwar so, daß es für jedermann sichtbar war. Wenn sich der Radiästhet dem Objekt näherte, wurde die Rute aktiv, das heißt, sie schlug aus. Dieses Spiel wurde mehrmals vorwärts und rückwärts durchgeführt, immer mit dem gleichen Ergebnis. Nun war in dem Testraum auch ein kleiner Sender installiert, der bestimmte elektromagnetische Wellen aussenden konnte. Hiervon war dem Radiästheten nichts bekannt. Er wußte nur, daß ab und zu eine Störung, gleich welcher Art, auftreten könnte. Es wurden verschiedene Frequenzen abwechselnd gesendet:

– *erste Serie:* 16 bis 100 Hz, 1 bis 5 kHz, 12 bis 20 kHz, 34 bis 43 kHz
– *zweite Serie:* 100 kHz bis 1 MHz, 5 bis 20 MHz, 50 bis 130 MHz.

Die Testergebnisse gibt die folgende Tabelle wieder:

Frequenzbereich	Fehlmessungen
16 bis 100 Hz	82 %
1 bis 5 kHz	76 %
12 bis 20 kHz	72 %
34 bis 43 kHz	55 %

100 kHz bis 1 MHz	28 %
5 bis 20 MHz	22 %
50 bis 130 MHz	8 %

Hauptsächlich tiefere Frequenzen im Bereich von 16 Hertz bis 43 Kilohertz rufen also Fehlmessungen hervor. Oberwellenbereiche Frequenzen ergaben besonders starke Irritationen beim Radiästheten. Je nach R-C-Wert des Rutengängers waren die Störfrequenzen auch innerhalb dieser Bereiche verschieden. Hatte eine Testperson schlechte R-C-Werte, so waren die Testergebnisse besonders schlecht.

Damit keine Mißverständnisse entstehen: Mit diesen Testergebnissen möchte ich keinesfalls die Fähigkeit eines guten Radiästheten in Frage stellen. Ein erfahrener Radiästhet weiß außerdem auch ohne die Hilfe technischer Apparate aus der Intuition heraus, wann er einen guten oder einen schlechten Tag hat. Es geht mir in erster Linie darum, diese Zusammenhänge einmal nachvollziehbar zu dokumentieren. Darüber hinaus lassen sich die Mutungen mit Hilfe dieser Methode gerade auch beim Anfänger auf dem Gebiet der Radiästhesie in relativ guten Grenzen halten.

Der Einfluß großer Störzonen auf die Gesundheit

Als »große Störzone« bezeichne ich ein Gebiet, in dem mehrere Häuser stehen, zum Beispiel in einer Siedlung. Im Jahr 1980 machte ich zum erstenmal Bekanntschaft mit einem solchen großen Störfeld. Es handelte sich um Häuser, die entlang einer Straße lagen. Der Bereich umfaßte etwa einen Kilometer. Man sagte mir, daß dort innerhalb kurzer Zeit zwölf Menschen an Krebs erkrankt und drei an einem Herzinfarkt gestorben waren. Hinzu kamen noch zwei Selbstmorde. Ich ging der Sache nach und testete jedes Haus auf Störfelder, Verwerfungen (= Verschiebungen von Gesteinsschollen) und Wasseradern hin. Das Ergebnis war, daß der gesamte Straßenzug in einem riesigen Störfeld lag. Bis dahin hatte ich so etwas noch nicht erlebt.

Jahre später erfuhr ich wiederum von zwanzig Krebsfällen, drei schweren Herzerkrankungen und zwei Selbstmorden – alle Fälle traten innerhalb eines kleinen Gebietes auf, ebenfalls entlang einer Straße (etwa 800 mal 200 Meter). In siebzehn Häusern dieser Straße waren andere Krankheiten zu verzeichnen, in manchen sogar jeweils zwei Patienten mit Krebs.

In solch krassen Fällen scheint der Nachweis der negativen Strahlung fast überflüssig zu sein, dennoch läßt sich die Einwirkung eines massiven Störfelds auf den Menschen auch mit dem PLASMAPRINT-Verfahren belegen. Abb. 48 im Farbbildteil zeigt beispielsweise das Strahlungsbild einer Person, die einem Störfeld ausgesetzt ist.

Wenn Sie nun den Verdacht haben, eine Störquelle (Wasserader, Verwerfung usw.) befinde sich auch in Ihrer Wohnung, ist es zweckmäßig, zunächst einmal systematisch nach bestimmten Kriterien vorzugehen. In der Regel kann man das selbst vornehmen und braucht dazu keinen Spezialisten. Am besten fängt man im Schlafzimmer an, da bekanntlich von hier die größte Wirkung eines Störfeldes auf den Menschen ausgehen kann. Der Mensch liegt beim Schlafen verhältnismäßig lange auf dem gleichen Platz. Wenn dieser »bestrahlt« ist, bekommt er regelmäßig eine längere Dosis ab. Außerdem ist der Mensch in der Nacht beim Schlaf besonders anfällig gegen solche Störfelder. Während des Schlafes laufen viele Funktionen »auf Sparflamme«, so daß Einwirkungen von außen besonders signifikant sein können.

Haben Sie ein gutes Bett? Wie sind die Matratzen? Vorzuziehen sind immer Matratzen, die frei von jeglichem Metall sind (zum Beispiel ohne Sprungfedern). Das Bett sollte ebenfalls ohne

Metall und nur aus biologisch behandeltem Holz sein, die Bettwäsche aus reinem Naturstoff bestehen (ausgenommen bei bestimmten allergischen Personen). Nahe am Schlafplatz verlegte Stromleitungen können sich sehr negativ auswirken, besonders wenn sich diese am Kopfbereich befinden. Radios, Fernseher, Quarzuhren usw. sollten nicht im Schlafzimmer stehen. Vorteilhaft ist immer die Installation eines Netzfreischalters. Dieser Schalter wird im Sicherungskasten vom Elektrofachmann installiert. Nach Ausschalten des Lichtes im Schlafzimmer schaltet dieses Gerät automatisch alle stromführenden Leitungen ab.

Welche Fußböden sind im Schlafzimmer? Besteht der Verdacht einer Formaldehydbelastung? Gibt es möglicherweise irgendwo einen Pilzbefall (an den Wänden, hinter Schränken usw.)? Aus welchem Material sind die Möbel? Bestehen diese aus Spanplatten, und welcher Qualität entsprechen sie? Welche Lacke wurden verwendet? Ist das Schlafzimmer feucht? Befindet sich unmittelbar in der Nähe des Schlafzimmers eine Hochspannungsleitung? Schlafen Sie zur Probe einmal in einem anderen Zimmer. Erst wenn diese möglichen Ursachen für Ihre Störungen des Wohlbefindens abgeklärt sind und noch immer der Verdacht auf eine Störquelle besteht, ist es ratsam, einen Radiästheten zu beauftragen.

Wird eine Störquelle festgestellt, die den Schlafplatz belastet, gibt es zur Zeit nur eine sichere Methode, sich zu schützen: Sie müssen das Bett an einen störsicheren Platz stellen oder Ihren Schlafplatz in ein störungsfreies Zimmer verlegen. Auf keinen Fall sollte man auf sogenannte »Entstörgeräte« vertrauen! Hier wird vieles versprochen (und viel verdient), aber nicht gehalten. Es ist bisher noch nicht geklärt, in welcher Weise diese Geräte den Radiästheten bei seiner Arbeit beeinflussen können. Es ist allerdings sehr wahrscheinlich, daß das Testergebnis durch Irritationen des Radiästheten von solchen »Entstörgeräten« verfälscht wird und so der Eindruck entsteht, das Störfeld wäre eliminiert.

Legen Sie keine »Gegenstände«, welcher Art sie auch sein mögen, unter das Bett. In der Regel »laden« sich diese Gegenstände nach einiger Zeit auf und verstärken so das Störfeld.

Wenn Sie einen »aufgeladenen« Gegenstand in die Hand nehmen, entlädt dieser sich über Ihren Körper, was nicht gerade empfehlenswert ist.

7 Ganzheitliche Heilverfahren im Colorplate-Test

Die Homöopathie

Die Homöopathie wurde vor etwa zweihundert Jahren von dem deutschen Arzt Samuel Hahnemann (1755–1843) entwickelt. Sie beruht auf dem Prinzip: »Similia similibus curentur«, »Ähnliches möge durch Ähnliches geheilt werden«. Das bedeutet, daß eine Krankheit, die ein typisches Krankheitsbild zeigt, mit einem Mittel geheilt werden kann, das bei einem Gesunden ein ähnliches Krankheitsbild hervorruft. Wichtig hierbei ist allerdings, daß der Therapeut das individuell dem Patienten entsprechende Mittel durch sorgfältiges Repertorisieren herausfindet.

Die Erfahrung zeigt, daß der Heilungsprozeß um so tiefgreifender ist, je mehr die energetische »Information« einer Substanz von ihrer chemischen Struktur abgelöst ist. Dies erreicht man durch das »Potenzieren«. Dabei werden jeweils Urlösung und Trägerlösung (Wasser/Alkohol) im Verhältnis 1:10 (D-Potenz), 1:100 (C-Potenz) oder 1:50 000 (LM-Potenz) nach einem vorgegebenen Verfahren verschüttelt oder im gleichen Mischungsverhältnis mit Milchzucker (als Trägermedium) verrieben. Dieser Vorgang wird mit der jeweiligen Potenz immer in gleicher Form wiederholt, was jeweils zu der nächsthöheren Potenz führt. Also zum Beispiel D1, D2, D3 … C1, C2, C3 … Da bei Potenzen höher als D23 kein Atom der Ursubstanz mehr im Medikament sein dürfte, ist eine chemische Wirkung des homöopathischen Mittels unwahrscheinlich. Der Körper reagiert vielmehr auf die energetische Information der Substanz, die im Verdünnungsmittel gespeichert ist.

Das Behandlungsspektrum in der Homöopathie ist sehr breit. Es umfaßt sowohl akute als auch chronische Krankheiten. Gerade bei den chronischen ist sie der Schulmedizin weit überlegen. Die Wirkung von Niedrigpotenzen betrifft mehr die somatische Erscheinung, die der Hochpotenzen tiefgreifend den ganzen Menschen. Alle bewirken eine Umstimmung, welche die Selbstheilungskräfte des Körpers aktiviert. Die Heilungserfolge sind sogar bei chronischen Krankheiten oft endgültig. Bleibende Nebenwirkungen gibt es keine. Wird allerdings ein falsches Mittel gewählt, können für kurze Zeit Symptome auftreten, die zum »Bild« der entsprechenden Substanz gehören.

In der Erfahrungsheilkunde nimmt die Homöopathie einen nicht unerheblichen Platz ein. Sie ist ein wichtiger Teil der Naturheilkunde, erfordert aber eine Menge Erfahrung vom Therapeuten, will er damit erfolgreich sein. Optimale Schulung und entsprechend lange praktische Erfahrung sind ebenso wichtig wie eine gute Einstellung auf den Patienten. Die homöopathische Anamnese (= Aufnahme der Vorgeschichte einer Krankheit) erfordert Zeit und Geduld, soll sie Erfolg bringen. So beeinflußt beispielsweise Unachtsamkeit bei der Repertorisierung (= Mittelwahl anhand individueller Kriterien) den späteren Heilungserfolg.

Ob bewußt oder unbewußt – wenn ein Patient nicht ehrlich zu sich selbst und dem Therapeuten ist, kann keine vernünftige Anamnese durchgeführt werden. Die homöopathische Diagnose ist dann, wenn überhaupt möglich, schwierig. Dementsprechend kann auch die Therapie ausfallen. Je genauer bzw. präziser die Angaben des Patienten sind, desto besser kann eine erfolgreiche Therapie zusammengestellt werden. Der Patient schadet sich selbst, wenn er nicht ehrlich ist.

Starke allopathische Mittel wie etwa Chemotherapeutika, Betablocker, Antibiotika, verschiedene Schmerzmittel, Cortison, usw. können eine homöopathische Therapie negativ beeinflussen. Meist ist die Wirkung von homöopathischen Präparaten bei zusätzlicher Einnahme der obengenannten chemischen Mittel sehr eingeschränkt.

Nach Statistiken des Gesundheitsministeriums entstehen aufgrund falscher Ernährung jährliche Extrakosten für die gesundheitliche Versorgung der Bürger von 13 Milliarden DM! Obwohl man Gesundheit nicht mit Geld aufwiegen kann, ist angesichts dieser hohen Aufwendungen ein Überdenken der Ernährungsgewohnheiten bzw. der überhaupt noch möglichen »gesunden Ernährung« ratsam. Antibiotika im Fleisch, Bestrahlungen, Transportschäden, Schwermetalle, Pestizide, Herbizide in Getreide, Milchprodukten, Gemüse und ähnliches wirken sich in starkem Maße schädlich auf den Körper aus und können die Wirkung homöopathischer Mittel beeinflussen.

Eine wirksame Homöopathie setzt eine vernünftige, gesunde Lebensweise voraus. Damit ist aber nicht nur eine gesunde Ernährung gemeint, sondern auch andere Faktoren wie Sport, Urlaub, Streß, Alkohol, Rauchen usw. spielen eine Rolle. So kann eine für die Gesundheit sinnvolle Freizeitgestaltung beispielsweise nicht darin bestehen, daß man am Freitagnachmittag nach der Arbeit mit dem Auto 500 Kilometer und mehr zurücklegt, sich zwei Tage ohne Akklimatisierung auf der Skipiste total verausgabt und die Nächte durchzecht. Am letzten Tag wird erst spät am Abend die Heimreise angetreten, übermüdet und erschöpft sitzt man dann am Montag im Büro … Wird der Organismus ständig solchen Belastungen ausgesetzt, kann sich das Regulationsverhalten des Körpers so verändern, daß zumindest zeitweise keine homöopathische Behandlung greift.

Immer wieder kommt es auch vor, daß eine homöopathische Therapie wegen extremer Störfeldbelastungen nicht greift. Unter Störfeldern verstehe ich zum Beispiel Zahnherde, chronische Entzündungen oder Störfelder in der Wohnung wie »aktive Wasseradern«, Störspannungen von Hochspannungsleitungen, magnetische Wellen von Maschinen und Geräten, etwa Mikrowellen, ebenso Belastungen durch chemische Stoffe wie Formaldehyd und andere.

Qualitätsunterschiede homöopathischer Mittel

Die Qualität homöopathischer Mittel wird von Beginn der Herstellung maßgeblich beeinflußt. Sie ist unter anderem auch abhängig von einer möglichst effektiven Qualitätskontrolle der Rohstoffe. Optimal wäre es, den »homöopathischen Wirkungsgrad« einer Charge zu kontrollieren, um einen guten Qualitätsstandard zu erreichen. Ein überzeugender »wissenschaftlicher« Nachweis über die Wirkung homöopathischer Mittel ist aber bisher noch nicht erbracht.

In Skeptikerkreisen spricht man davon, daß es eigentlich auch gar nicht erwünscht sei, sich einer genaueren Qualitätskontrolle zu stellen.

Wie dem auch sei, ich möchte dies nicht so sehen. Aber die Praxis zeigt, daß diese Kritik nicht völlig unbegründet ist. Es kommt in letzter Zeit nämlich immer häufiger vor, daß ein homöopathisches Mittel einfach nicht wirkt, obwohl es sorgfältig ausgesucht wurde. Wenn das gleiche Mittel eines anderen Herstellers dann Erfolg bringt, und dies mehrmals, kann man schon vermuten, daß es erhebliche Unterschiede, zumindest in der Qualitätskontrolle, der einzelnen Hersteller gibt.

Bereits 1982 habe ich diesbezüglich umfangreiche Untersuchungen mit dem COLORPLATE-Verfahren durchgeführt. Abb. 49 im Farbbildteil zeigt die Strahlungsbilder der Urtinktur (Ø) und verschiedener Potenzen des Mittels Phytolacca zweier Hersteller. Die Ergebnisse bestätigten exakt unsere Erfahrungen mit den Medikamenten in der Praxis.

Die Hersteller sollten schon bei der Ausgangssubstanz ihrer Heilmittel auf eine optimale Qualität achten. Dazu zählen bei Pflanzen zum Beispiel die Beschaffenheit des Bodens, der Gehalt an Mineralen und Spurenelementen, die Belastung durch Schwermetalle, Umweltschadstoffe, Pestizide, Herbizide und dergleichen. Bestimmte chemische Mittel nehmen nämlich Einfluß auf die Fotosynthese, begünstigen die Zerstörung der Zellmembranen, greifen in den Aminosäurestoffwechsel ein und bringen die elektrischen Eigenschaften der Pflanze durcheinander. All dies hat schließlich auch Auswirkungen auf die energetische Qualität des Heilmittels, das aus einer so geschädigten Pflanze hergestellt wird.

Um die Unterschiede der Heilwirkung von belasteten und möglichst schadstofffreien Pflanzen zu dokumentieren, haben wir Untersuchungen mit präpariertem Blut durchgeführt, bei denen einmal ein Extrakt von herbizidbelasteten und einmal von gesunden Pflanzen zur Anwendung kam. Das Testergebnis des speziell hierfür entwickelten Verfahrens zeigt signifikante Unterschiede (Abb. 50 und 51). Das mit der Herbizidpflanze belastete Blut neigt beispielsweise zu einer wesentlich schnelleren Gerinnung. Es ist nicht abwegig, anzunehmen, daß sich durch diese Belastung die Disposition zum Infarkt, zur Thrombose und ähnlichem vergrößert.

Antidotierung durch ätherische Öle, Kaffee und andere Stoffe

Man begegnet immer wieder der Meinung, daß während einer homöopathischen Therapie keine als »Antidot« wirkenden Stoffe eingenommen werden dürfen. Unter dem Begriff versteht man ein »Mittel«, das eine homöopathische Wirkung beeinträchtigt bzw. aufhebt, zum Beispiel Kaffee, verschiedene Teearten, ätherische Öle, scharfe Gewürze oder allopathische Medikamente. Auffallend ist allerdings, daß die Meinungen zu dem Thema etwas auseinandergehen.

Ein Schlüsselerlebnis brachte mich auf die Idee, Untersuchungen in dieser Richtung durchzuführen. Während eines Seminars in meinem Institut, an dem auch drei Ärzte teilnahmen, hatte ich einen kleinen Unfall, die Folge war eine Schädelprellung. Ich nahm sofort Arnica D30 und demonstrierte den offensichtlich erstaunten Seminarteilnehmern die Wirkung der »Notfallmedizin«. Es entstand weder ein Bluterguß noch eine Beule, und dies trotz des Espresso, den ich unmittelbar zuvor getrunken hatte. Nach der »Antidot«-Theorie hätte dies aber nicht funktionieren dürfen.

Recherchen und Befragungen zu Notfallanwendungen homöopathischer Mittel brachten gleiche Ergebnisse, und ich entschloß mich, der Sache einmal auf den Grund zu gehen. Wir machten beispielsweise PLASMAPRINT-Aufnahmen von Patienten direkt nach der Einnahme von homöopathischen Mitteln, bei denen deutlich wurde, daß sich die heilende Energie sofort auf den Menschen überträgt. Die vielfach geäußerte Ansicht etwa, man dürfe generell zirka eine halbe Stunde vor und nach der Einnahme von Homöopathika keinen Kaffee trinken und dergleichen, bedarf also einer differenzierteren Betrachtung.

Wenn jemand regelmäßig jeden Morgen Tee, am Nachmittag Kaffee und abends zwei Gläser Wein trinkt, wirken diese Stoffe allem Anschein nach nicht als »Antidot«, falls man sie nicht unmittelbar zusammen einnimmt. »Antidotwirkungen« sind allerdings möglich, wenn der Genuß etwa von Kaffee für den Betroffenen ein Abweichen von seinen Gewohnheiten darstellt. Auch starke Medikamente wie Schmerzmittel, Cortison, Antibiotika, Betablocker und dergleichen heben die Wirkung von homöopathischen Mitteln auf und sind damit ein »Antidot«.

Den klassischen Fall einer »Antidotwirkung« zeigen die Abbildungen 52 bis 54 im Farbbildteil. Die Probandin, eine 31 Jahre alte Dame, litt an nervösen Einschlafstörungen, die sich bei kaltem Wetter verschlimmerten. Der PLASMAPRINT-Erststatus (Abb. 52) zeigt leichte degenerative Symptome mit einer vegetativ bedingten Blockade. Als homöopathisches Mittel wählten wir eine Gabe Coffea D30. Den PLASMAPRINT-Status nach zehn Minuten zeigt Abb. 53. Die degenerative Strahlung wie auch die Blockade waren nicht mehr zu sehen, das Strahlenbild hatte sich weitgehend normalisiert. Als »Antidot« gaben wir nun Acidum aceticum D30. Zehn Minuten danach zeigte der PLASMAPRINT-Status wieder die alten Symptome (Abb. 54).

COLORPLATE-*Aufnahmen ausgesuchter homöopathischer Mittel*

Im folgenden werden einige homöopathische Mittel beschrieben, deren COLORPLATE-Aufnahmen Sie im Farbbildteil finden. Es ist wissenschaftlich noch nicht erklärbar, was die für jedes Mittel charakteristischen Strahlenbilder im einzelnen bedeuten. Es sind zum Beispiel noch keine genauen Angaben darüber möglich, welche Wirkung durch eine bestimmte Farbe oder Strahlungsform zu erwarten ist.

Sicher ist jedoch durch zahlreiche Versuche bestätigt worden, daß ein homöopathisches Medikament nicht wirkt, wenn es diese Strahlung nicht hat. Die Strahlung ist, um es noch einmal zu sagen, keine Strahlung im herkömmlich-physikalischen Sinne; die Aufnahmen zeigen aber die bioenergetische Wirkung, die von den Mitteln ausgeht – auch von solchen, in denen nach der Potenzierung kein Molekül der Ursubstanz mehr nachweisbar ist.

Argentum nitricum (Abb. 55)

Indikationen:

Nervöse Erschöpfung, Arteriosklerose, Paralysis progressiva, Epilepsie, Migräne, Kopf- und Gesichtsneuralgie, Blasenentzündung, Nierensteinkolik, Rachen- und Kehlkopfkatarrh bei Sängern und Rednern, Kehlkopftuberkulose, Bindehaut- und Hornhautentzündungen, Lähmungserscheinungen, zum Beispiel nach Diphtherie, Angst, multiple Sklerose.

Typus:

Angstvolle Wesen, geistig überanstrengte Menschen, die sich durch ihre Pflicht gehetzt fühlen.

Leitsymptome:

Mangel an Konzentration, Gedächtnisschwäche, nervöse Überreizung, verbunden mit Schwindel, Lampenfieber, Prüfungsangst, die mit Herzklopfen, Zittern und Durchfall einhergeht, Kopfschmerzen mit dem Gefühl einer Vergrößerung des Kopfes, Verlangen nach Süßigkeiten (Zucker), die aber Magenbeschwerden auslösen, nervöse Herzbeschwerden, abhängig von seelischer Belastung, vegetativ-nervöse Symptome, Unsicherheit beim Gehen im Dunkeln, Schwindel beim Abwärtsschauen, Gedächtnisschwäche, kann nicht rechts liegen, große Müdigkeit in den Beinen, fahles, gealtertes Gesicht, reichliche, dickeitrige oder blutige Schleimabsonderungen, Magenschmerzen mit reichlichem Aufstoßen, Magengeschwüre mit brennenden Schmerzen, laute Bauchgeräusche, alles verschlimmert sich durch Angst und Streß, Splittergefühl im Hals beim Schlucken.

Modalitäten:
Besserung durch Linksliegen, durch warmes Trinken, im Freien, durch äußeren Druck. Verschlimmerung durch Angst, Aufregung, Streß, Gerüche und Rechtslage, nachts und morgens.

Arnica (Abb. 56)

Indikationen:
Traumafolgen (Verletzung, Quetschung, Sturz) Muskelkater, Folgen nach Operation, Verbrennung, Apoplexie, Varizen, Keuchhusten, Trunksucht, Schlaganfall, Angina pectoris, Wochenbett und Fehlgeburt, Muskelrheuma, Dyspepsie und Diarrhö.

Typus:
Arbeitsaktiver Mensch, muskulös, blutreich, Neigung zur Hypertonie, hoher Erregbarkeit des Gemütes, ablehnendes Verhalten gegenüber dem Arzt, Verlust des Gedächtnisses, unruhiger, traumreicher Schlaf.

Leitsymptome:
Zerschlagenheit am ganzen Körper, Blutandrang zum Kopf bei kalten Gliedern, muß sich fortan bewegen, Ausdünstungen riechen nach faulen Eiern, überempfindlich gegen Schmerzen, Bett erscheint hart, fürchtet sich vor Berührung schon bei Annäherung eines anderen, Folgen von psychischen und physischen Traumata.

Modalitäten:
Verschlimmerung bei Berührung, Druck, nachts, nach Alkohol, bei feuchtem Wetter. Besserung durch Liegen und Ruhe.

Belladonna (Abb. 57–61)

Indikationen:

Bronchitis, Erkältungskrankheiten, Entzündungen, Fieber, Unruhe, Hitzschlag, Epilepsie, Neuralgien, Migräne, beginnende Meningitis, Bronchialasthma, Keuchhusten, Kehlkopf- und Bronchialkatarrh, Basedow-Krankheit, Scharlachangina, Zahnwurzelentzündung, Stomatitis, Angina lacunaris, akuter Magen-Darm-Katarrh, Gallenkolik, Gastritis, Ulcus ventriculi und duodeni, bei Hyperazidität und Hypersekretion mit Hyperazidität, Nierenkolik, Scharlach, Masern, Furunkel, Drüsenentzündungen, Erysipel, Vaginismus, Menorrhagie, Amenorrhö, Dysmenorrhö, Lumbago.

Typus:

Kopf und Gesicht gerötet, Pupillen erweitert, heftige arterielle Blutbewegung, die sich durch sichtbare Pulsierungen der Karotiden längs des Halses zeigen, hohe Empfindlichkeit gegen Gerüche und Licht, große Unruhe, leicht reizbar bis zur Tobsucht bzw. Delirium, Trockenheit im Hals, verbunden mit Durst, empfindlich gegen niederfrequente Schwingungen – Knarren, Hämmern, Erschütterungen usw.

Leitsymptome:

Akute Angina, Rachen hellrot und glänzend, massive Schwellung der Tonsillen, Himbeerzunge mit Rötung und Trockenheit, Durst auf kaltes Wasser, das Gefühl des Zusammenschnürens im Hals mit Leerschlucken, Hustenreiz, Husten trocken, bellend, krampfartig, plötzlich auftretendes Fieber, Neigung zu Delirien, klopfender Stirnkopfschmerz mit Gefühl des Vergrößerns des Kopfes.

Modalitäten:
Verschlimmerung durch Sonnenstrahlung, Licht, Geräusche, Erschütterungen, Berühren, Aufregung, abends und nachts. Verbesserung durch Dunkelheit, Liegen, Wärme und Ruhe.

Calendula (Abb. 62)

Indikationen:
Wundheilung, schmerzstillend, Riß- und Quetschwunden bei schlechter Heilung, vermindert Wundfieber nach Operationen, fördert die Granulationen, zur äußerlichen Anwendung bei Verbrennungen ersten und zweiten Grades.

Typus: ./. *

Leitsymptome:
Bitterer Geschmack im Hals, vermehrter Speichelfluß in Mund und Rachen, Zucken der Hände und im Gesicht, Augenlider geschwollen, Pupillen erweitert, Augenlider beißen, ruhelos bei Nacht, Benommenheit bzw. Verworrenheit im Kopf, zeitweise Ziehen in der Harnröhre, Wunden entzünden sich wieder mit Schmerzen, kleine Bläschen im linken Mundwinkel, sehr empfindlich gegen Zugluft, Wärmeregulation abnormal vom Frösteln am Morgen bis großer Hitze am Nachmittag.

Modalitäten: ./.

---

* Das Zeichen ./. steht immer dann, wenn zu einer Rubrik keine eindeutigen Angaben gemacht werden können.

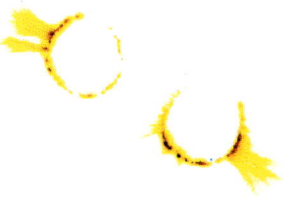

Abb. 36: Smogblockade

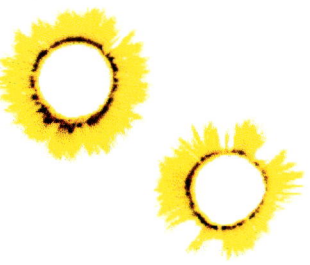

Abb. 37: Normalisierung nach Akupunktur

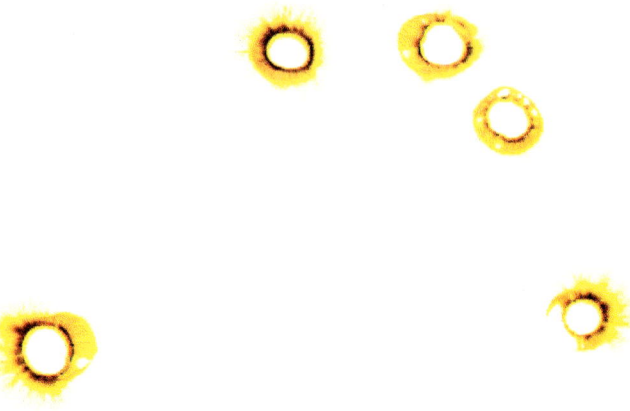

Abb. 38: PLASMAPRINT-Erststatus

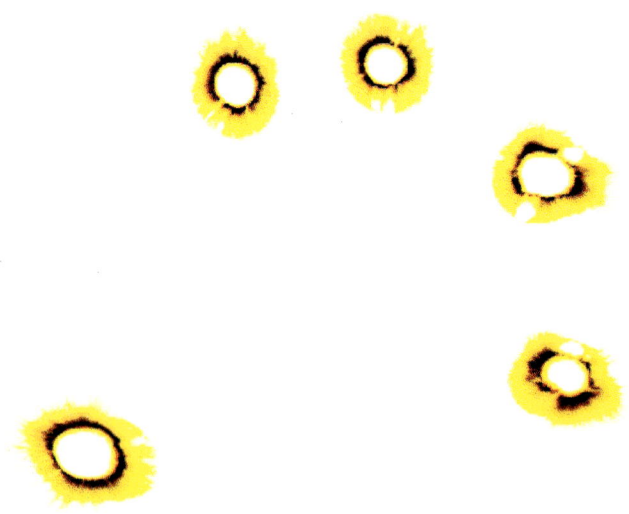

Abb. 39: PLASMAPRINT-Strahlenbild nach 10 Minuten Bestrahlung
mit UV-Licht

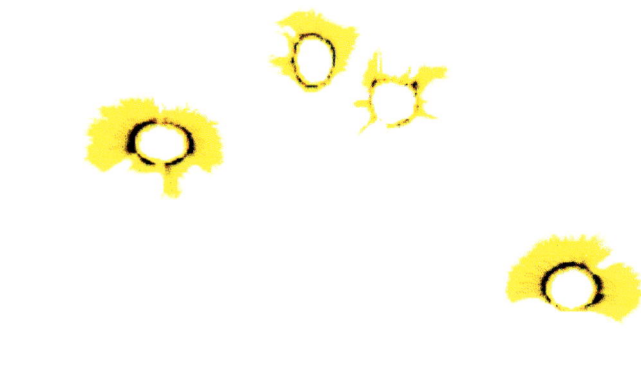
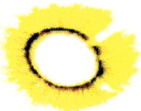

Abb. 40: PLASMAPRINT-Erststatus

Abb. 41: Plasmaprint-Strahlenbild nach Belastung im elektrischen Feld

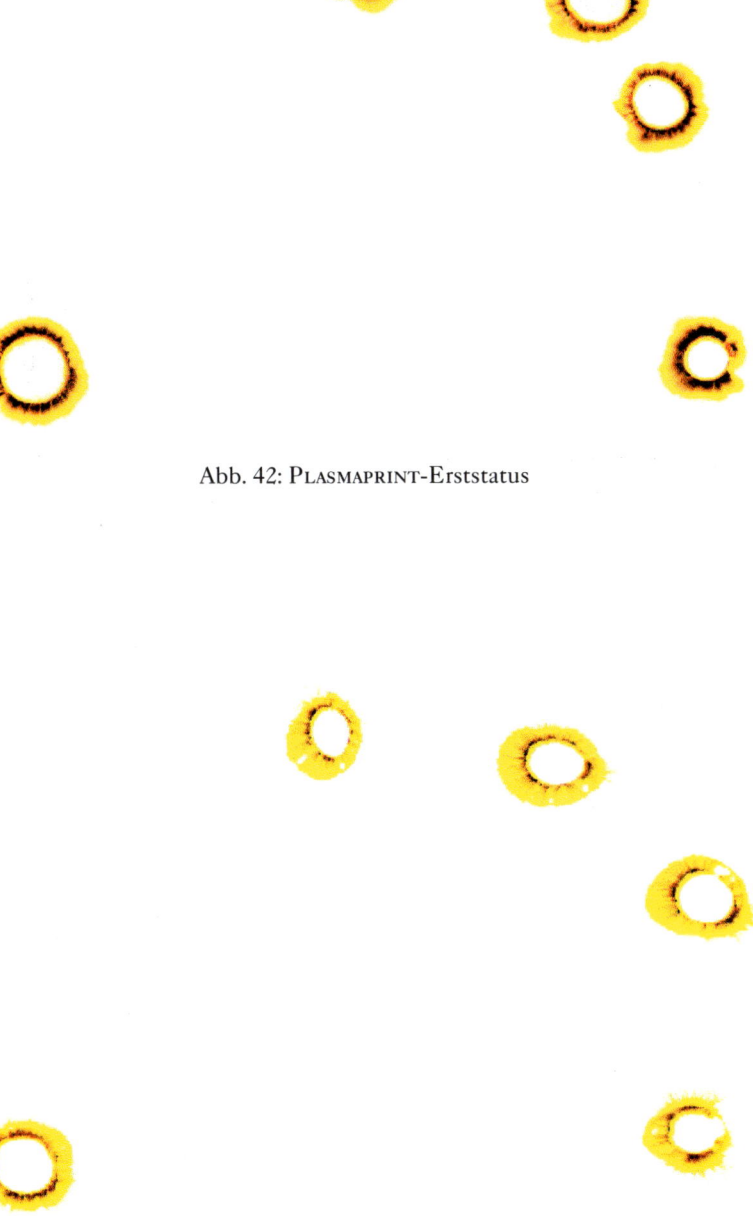

Abb. 42: PLASMAPRINT-Erststatus

Abb. 43: PLASMAPRINT-Kontrolle nach 15 Minuten

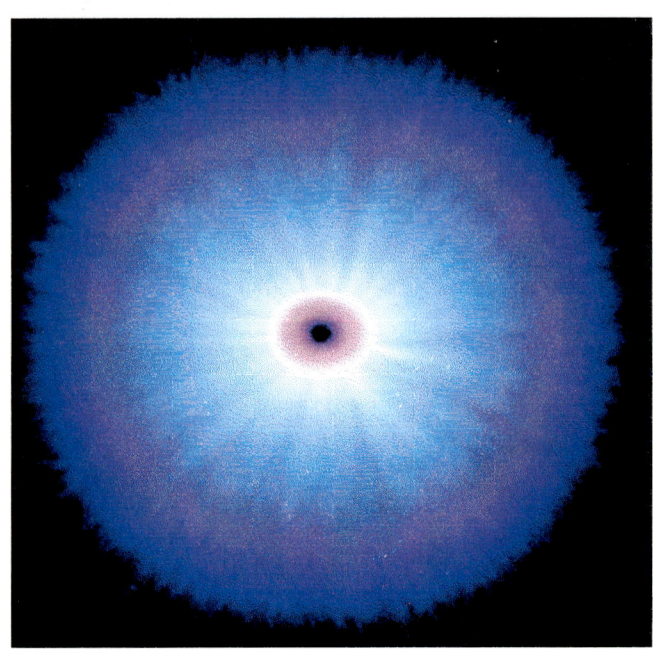

Abb. 44: Colorplate-Aufnahme von Quellwasser

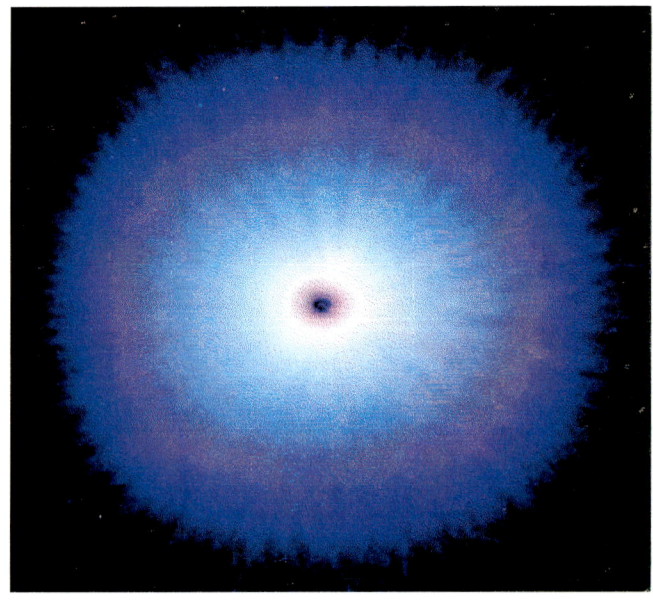

Abb. 45: Normales Leitungswasser

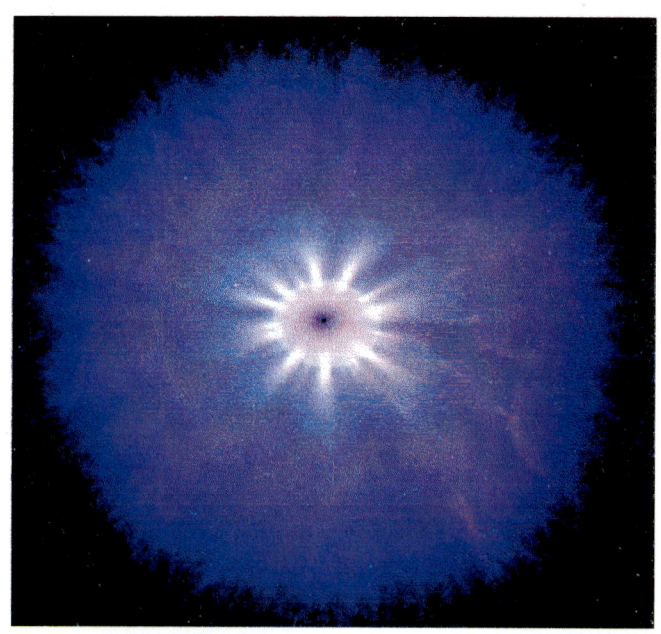

Abb. 46: Gutes Mineralwasser

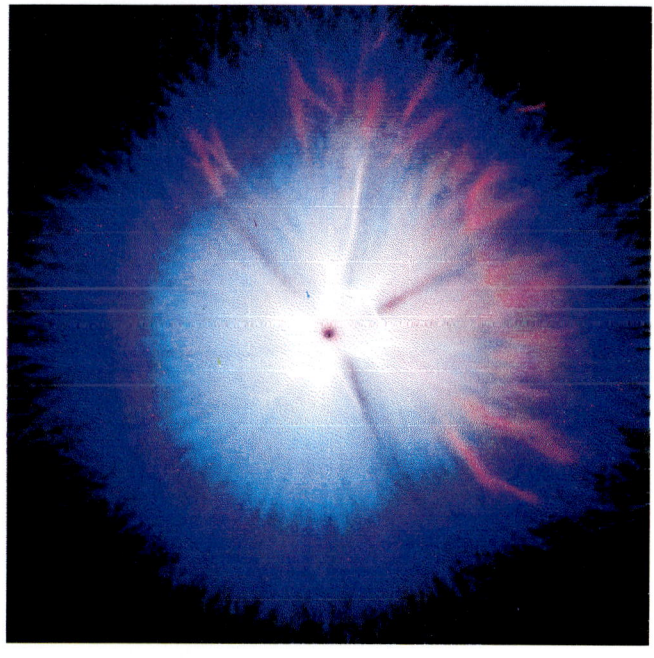

Abb. 47: Minderwertiges Flußwasser

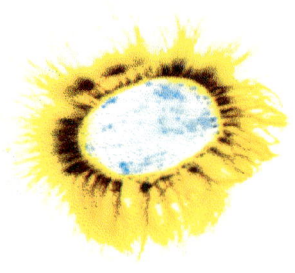

Abb. 48: PLASMAPRINT-Strahlungsbild bei massiv einwirkendem Störfeld

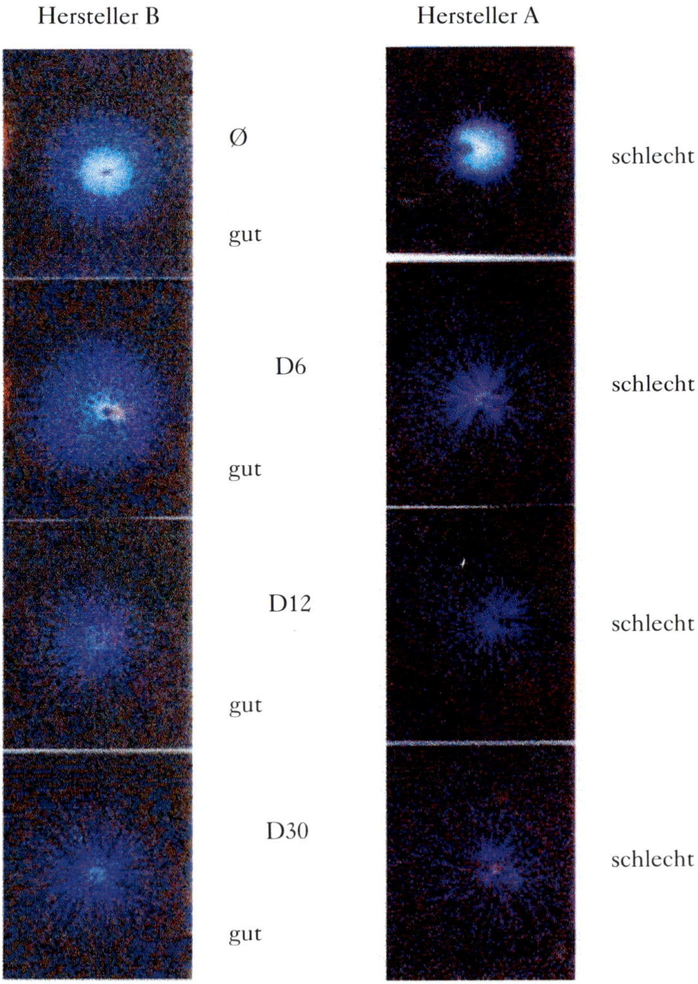

Hersteller B		Hersteller A
	Ø	schlecht
gut		
	D6	schlecht
gut		
	D12	schlecht
gut		
	D30	schlecht
gut		

Abb. 49: Qualitätsunterschiede bei Homöopathika am Beispiel von Phytholacca

Carex* flava, Carex elongata, Carex vesicaria

Indikationen:
Bei frischen und infizierten Wunden, Verbrennungen, Bluter-
güssen, zur Umstimmung der vegetativen Reaktionslage, ent-
zündungswidrig, schmerzstillend.

Typus: ./.

Leitsymptome: ./.

Modalitäten: ./.

Colchicum (Abb. 64)

Indikationen:
Gastritis, Gastroenteritis, Cholera, Typhus, Herbstruhr, Dysen-
terie, Neuralgien, Nierenentzündung nach Scharlach, Gicht,
Gelenkrheumatismus, akute Schübe von Arthrose, Verbesserung der Wärmeregulierung, Endokarditis, Perikarditis sicca
und exudativa.

Typus:
Wetterfühliger Rheumatiker, kälte- und nässeempfindlich,
Schleimhäute im Magen-Darm-Trakt entzündlich, psychoso-
matisch labiler Typ, Konzentration und Gedächtnis geschwächt,
Veränderung des Geruchsempfindens.

Leitsymptome:
Gliederschmerzen, Kraftlosigkeit, Erschöpfung, Neigung zu

* Carex ist in Polyxan® Blau Salbe verarbeitet.

Kollaps mit kalten Schweißen, Riechen oder Denken an Speisen erzeugt Übelkeit, Durchfälle mit Tenesmus.

Modalitäten:
Verschlimmerung durch Kälte, grelles Licht, geistige und körperliche Anstrengungen. Besserung durch Wärme und Ruhe.

Dulcamara (Abb. 65)

Indikationen:
Erkältungsfolgen, Blasenkatarrh, Reizblase, (ruhrartiger) Durchfall, Schmerzen in Gliedern und Muskeln, flache, breite Warzen im Gesicht, auf Handrücken und Handflächen, Neuralgie, Muskelrheuma, Magen-und-Darm-Katarrh, Bindehautkatarrh, Mittelohrkatarrh, Bronchitis, Bronchialasthma, Herpes.

Typus: ./.

Leitsymptome:
Ungeduldig, zänkisch, schläft unruhig, bekommt Wutanfälle und stampft mit den Füßen, Pupillen erweitert, Funken vor den Augen, jede Erkältung schlägt auf die Augen, Nasenbluten mit hellem Blut, Husten bellend mit zähem Schleim, hervorgerufen von nassem, kaltem Wetter, zäher Speichel, Geschwüre in der Mundschleimhaut, Trockenheit im Mund, Erbrechen, Übelkeit, Schmerzen im Magen- und Bauchbereich, rheumatische Schmerzen im Kreuz, Reißen und Ziehen in Muskeln, Ausschläge mit roten Flecken wie Scharlach oder Flohstiche, das Gefühl, durch Nässe und Kälte krank zu werden, plötzlicher Wechsel von Wärme auf Kälte löst Beschwerden aus, Beschwerden schwanken zwischen Hautausschlägen oder Rheuma und Asthma oder Hautausschlägen und Durchfall.

Modalitäten:
Besserung durch Bewegung und Wärme.
Das Sitzen auf einer kalten Bank wird zu einer Verschlimmerung führen.

Gelsemium (Abb. 66)

Indikationen:
Erkältungskrankheiten, Lampenfieber, Migräne, Benommenheit, Kopfschmerz nach schweren Ereignissen, Trigeminusneuralgie, Lähmung der Augenmuskel, Glaukom, akute Entzündung der Sehnerven und des äußeren Auges, nervöse Herzstörungen, Myokarditis bei Infektionen, überwiegend bei Diphtherie, nervöse Durchfälle, Nervenlähmung nach Diphtherie, unterdrückte Regel, Dysmenorrhö, Kinderlähmung und Schreikrampf bei Kindern.

Typus: ./.

Leitsymptome:
Allgemeine Schwäche, Schläfrigkeit, Konzentrationsschwäche, oberflächlicher Schlaf mit schweren Träumen, kann wegen Lähmung der Zunge nicht sprechen, Gliederzittern, ist wie gelähmt, kalte Hände und kalte Füße bei heißem Kopf. Koliken im Magen, bei Abgang von Blähungen Besserung, völlige Erschöpfung, Zerschlagenheit, Erschlaffung der Muskeln, obere Augenlider sind schwer, Kopfschmerzen vom Hinterkopf ziehen bandförmig nach vorne.

Modalitäten:
Verschlimmerung nach seelischer Erregung, Schreck, durch Tabak, Alkohol und Reizmittel, Sommerhitze, Sonne, feuchtwar-

mes Wetter. Kopfschmerzen bessern sich nach Abgang von reichlich hellem Harn.

Lachesis (Abb. 67)

Indikationen:
Erregungszustände, Migräne im Klimakterium, Sonnenstich, Geschwüre, Angina pectoris, Gelenkrheumatismus, Thrombophlebitis, Erschöpfung, Angina tonsillaris, grippale Infekte, Kreislaufschwäche, Nasenbluten, Myokarditis, Endokarditis, Herzinfarkt, septische Angina, Diphtherie, Embolie, Thromboembolie, Stomatitis ulcera, Parotitis, Gallenblasenentzündung, Hepatitis mit Ikterus, Peritonitis, Karbunkel, akuter Gelenkrheumatismus, Regelkrämpfe.

Typus:
Überwiegend magere, nervöse Personen, cholerisch, leberkrank, Frauen leiden unter Hitzewallungen, ständige Beklemmungen, Herzklopfen, Engegefühl an Hals und Taille, geschwätzig, krankhafte Eifersucht, Neigung zu mystischem Verhalten.

Leitsymptome:
Betonte Linkshändigkeit, berührungsempfindlich, besonders am Hals und an der Taille, Hitzewallungen mit unangenehmen Schweißausbrüchen abwechselnd mit Kälteschauern, große seelische Erregung, die sich in langen Redeergüssen entlädt, linksseitige Beschwerden, Fieber ohne Schweiß mit trockenem Mund und trockener Haut, Schlaf verschlimmert, bläuliche Farbe der Haut oder Schleimhaut an erkrankten Teilen.

100

Modalitäten:
Verschlimmerung im Frühjahr, nach dem Essen, durch Hitze, warme Bäder, Druck, Berührung, Wettergeschehen, Nässe, Ruhe, Wein, Bier, Tabak, Ausbleiben der Regel. Besserung an frischer Luft, durch Bewegung, nach Entgiftung durch Absonderungen.

Nux vomica (Abb. 68)

Indikationen:
Magen- und Darmbeschwerden (verdorbener Magen), grippale Infekte, nervöse Beschwerden, Migräne, Katergefühl, Kreuzschmerzen, Nacken- und Schulterbeschwerden, Gegenmittel bei Arzneimittelmißbrauch, Hämorrhoiden, Obstipation, Ischialgie, Neuralgie, Lumbago, Sodbrennen, Hepatopathie, Pylorusstenose bei Säuglingen.

Typus:
Cholerische, hypochondrische, lebhafte, reizbare Naturen mit gehetzter Lebensweise, Morgenmuffel, dunkles Haar, dunkle Augen, cholerisch, Neigung zu Jähzorn, pedantisch, ärgerlich, abends munter und aktiv, innere Unruhe, Angst, Lebensüberdruß, erwacht um drei Uhr und kann nicht mehr einschlafen, Todesangst, sehr empfindlich gegen Kälte.

Leitsymptome:
Überempfindlich gegen Geräusche, Berührung, Licht, Erschütterungen, Neigung zu tetanischen Krämpfen an Hohlorganen und Muskeln, Verstopfung mit vergeblichem Drang, Hämorrhoiden, periodisches Auftreten der Beschwerden, bei naßkaltem Wetter besonders hohe Erkältungsbereitschaft.

Modalitäten:
Verschlimmerung morgens, nach langem Schlaf, nach Alkohol
oder anderen Genußmitteln, nach dem Essen, nach Ärger, sexuellen Ausschweifungen, kaltes, trockenes Wetter. Besserung
abends, nach kurzem Schlaf, in warmer Umgebung, bei feuchtem Wetter.

Ruta (Abb. 69)

Indikationen:
Muskelprellung, Verstauchung, Muskelkater, Sehnenscheiden-
entzündung, Knochenhautverletzungen, Kopfschmerzen und
Augenschwäche (die nach einer Überanstrengung der Augen
auftritt), Mastdarmvorfall (bei Hämorrhoiden), Folgen von
Überanstrengung und Traumen wie Quetschung, Schlag oder
Fall.

Typus: ./.

Leitsymptome:
Ängstlich, schreckhaft, niedergeschlagen, neigt zur Streitsucht.
Gefühl der Zerschlagenheit und Gelähmtheit, fühlt sich wie
überanstrengt nach einem Fall oder Schlag.

Modalitäten: ./.

Spongia (Abb. 70)

Indikationen:
Struma colloides, Laryngitis, kruppartiger Husten bei Pseudo-
krupp und Diphtherie, Lungentuberkulose, Bronchitis, Myo-

karditis und Myodegeneratio cordis, Hodenkrebs, Hoden-
schwellung, verhärtete Drüsen.

Typus:
Blonde blauäugige Kinder.

Leitsymptome:
Trockener, kruppartiger Husten, Besserung durch Essen und
Trinken, schwere Atmung, Aufschrecken aus dem Schlaf mit Er-
stickungsgefühl.

Modalitäten:
Verschlimmerung nachts, durch Bewegung, durch Schlaf, durch
Sprechen oder Singen. Besserung durch Essen, Trinken.

Vinca minor (Abb. 71)

Indikationen:
Tonsillitis, Rachenkatarrh, Kehlkopfkatarrh, Gebärmutterblu-
tung, stark, anhaltend, Milchschorf, nässende Ekzeme, Zahnschmerzen.

Typus: ./.

Leitsymptome: ./.

Modalitäten: ./.

Die Reaktion auf homöopathische Mittel im COLORPLATE-Test

Mit dem COLORPLATE-Verfahren sind aussagefähige Untersuchungen möglich, bei denen die Wirkung von homöopathischen oder anderen Medikamenten anhand der bioenergetischen Strahlung des Blutes geprüft wird. Man kann Aufnahmen dieser Art zur Abstimmung der geeignetsten Therapie zu Rate ziehen. Abb. 72 zeigt eine Reihe von solchen Aufnahmen.

Beeindruckend waren auch die Untersuchungsergebnisse, die wir beim Einsatz homöopathischer Mittel bei Pflanzen erzielten: Bei allen Tests war ersichtlich, daß Pflanzen ähnlich auf homöopathische Medikamente reagieren wie Mensch und Tier. Abb. 73 zeigt die Strahlungsbilder von Nadeln einer Fichte, die nach Meinung von Experten nicht mehr heilbar war, dank Herrn Dr. Schell aus Rastatt aber mit einer speziellen Arzneimischung homöopathisch behandelt wurde und sich wieder regenerierte. Das linke Strahlungsbild ist von der kranken, das rechte von der geheilten Fichte.

Die Bachblütentherapie

Der englische Arzt Dr. Edward Bach (1886–1936), der sich intensiv mit den Lehren Samuel Hahnemanns auseinandersetzte, kam bei seinen Forschungen zu der Erkenntnis, daß verschiedene Krankheitsmuster in einer Verbindung mit typischen Persönlichkeitsmerkmalen stehen. Er entwickelte ein Heilverfahren, das als Bachblütentherapie bekannt ist und auf der energetischen Wirkung von 37 Blütenessenzen und von Quellwasser

Übersicht der Bachblütennamen

1. Agrimony	21. Mustard
2. Aspen	22. Oak
3. Beech	23. Olive
4. Centaury	24. Pine
5. Cerato	25. Red Chestnut
6. Cherry Plum	26. Rock Rose
7. Chestnut Bud	27. Rock Water
8. Chicory	28. Scleranthus
9. Clematis	29. Star of Bethlehem
10. Crab Apple	30. Sweet Chestnut
11. Elm	31. Vervain
12. Gentian	32. Vine
13. Gorse	33. Walnut
14. Heather	34. Water Violet
15. Holly	35. White Chestnut
16. Honeysuckle	36. Wild Oat
17. Hornbeam	37. Wild Rose
18. Impatiens	38. Willow
19. Larch	Erste-Hilfe-Mittel
20. Mimulus	(Rescue Remedy)

(Rock Water) besteht. Darüber hinaus kommt in Notfallsituationen ein Erste-Hilfe-Mittel (Rescue Remedy, Notfalltropfen) zum Einsatz, das aus mehreren Bachblütenessenzen besteht.

Zur Gewinnung der Essenzen ging Dr. Bach bei Sonnenschein – denn das war Voraussetzung für die Herstellung – an den natürlichen Standort der Pflanzen. Er pflückte die Blüten mit Hilfe eines Blattes der jeweils eigenen Gattung, denn er achtete sorgsam darauf, daß seine Hände die Blüten nicht berührten. Diese legte er dann in ein Gefäß mit klarem Quellwasser und bedeckte die Wasseroberfläche mit Pflanzenteilen. Nachdem das Behältnis nun etwa drei bis vier Stunden in der Sonne gestanden hatte, füllte er die Essenz in kleine Fläschchen und gab zur Haltbarmachung die gleiche Menge Branntwein hinzu. Zur Herstellung der Vorratsflaschen *(stock bottles)* gab er zwei Tropfen der Essenz in eine 30-Milliliter-Flasche Branntwein.

Dieses Verfahren heißt die Sonnenmethode. Darüber hinaus gibt es die Kochmethode, die bei harten Pflanzenteilen oder im Frühjahr zur Anwendung kommt, wenn die Sonne noch nicht so intensiv scheint.

Wie bei der Herstellung von homöopathischen Mitteln ist zur Sicherung der hohen Qualität von Bachblütenessenzen und damit ihrer Heilkraft höchste Sorgfalt geboten. Was diesbezüglich im Kapitel über die Homöopathie gesagt wurde, gilt dementsprechend also auch hier. Exakt an die Vorgaben Dr. Bachs halten sich unter anderen die Hersteller in Mount Vernon, England (Dr. Bach Centre). (Nach einer Gesetzesänderung ist der Kauf von Bachblüten seit August 1994 übrigens nicht mehr rezept-, sondern nur noch apothekenpflichtig.)

Blütenverzeichnis nach den sieben Bachgruppen

Erste Gruppe: Angst

Rock Rose (26)	Gelbes Sonnenröschen
Mimulus (20)	Gefleckte Gauklerblume
Cherry Plum (6)	Kirschpflaume
Aspen (2)	Zitterpappel
Red Chestnut (25)	Rote Kastanie

Zweite Gruppe: Unsicherheit

Cerato (5)	Bleiwurz
Scleranthus (28)	Einjähriger Knäuel
Gentian (12)	Bitterer Enzian
Gorse (13)	Stechginster
Hornbeam (17)	Hainbuche
Wild Oat (36)	Waldtrespe

Dritte Gruppe: mangelndes Interesse an der Gegenwart

Clematis (9)	Weiße Waldrebe
Honeysuckle (16)	Jelängerjelieber
Wild Rose (37)	Heckenrose
Olive (23)	Olive
White Chestnut (35)	Weiße Kastanie
Mustard (21)	Ackersenf
Chestnut Bud (7)	Knospe der Roßkastanie

Vierte Gruppe: Einsamkeit

Water Violet (34)	Sumpfwasserfeder
Impatiens (18)	Drüsentragendes Springkraut
Heather (14)	Heidekraut

Fünfte Gruppe: Überempfindlichkeit

Agrimony (1)	Odermennig
Centaury (4)	Tausendgüldenkraut
Walnut (33)	Walnuß
Holly(15)	Stechpalme

Sechste Gruppe: Mutlosigkeit und Verzweiflung

Larch (19)	Lärche
Pine (24)	Föhre
Elm (11)	Ulme
Sweet Chestnut (30)	Edelkastanie
Star of Bethlehem (29)	Goldiger Milchstern
Willow (38)	Weide
Oak (22)	Eiche
Crab Apple (10)	Holzapfel

Siebte Gruppe: übertriebene Fürsorge

Chicory (8)	Wegwarte
Vervain (31)	Eisenkraut
Vine (32)	Weinrebe
Beech (3)	Rotbuche
Rock Water (27)	Heilquellwasser

Das Erste-Hilfe-Mittel (Rescue Remedy) ist eine Kombination von Bachblüten und zählt zu keiner der sieben Gruppen.

Dr. Bach teilte die Persönlichkeitstypen in sieben Hauptgruppen ein, die durch die Eigenschaften (1) Angst, (2) Unsicherheit, (3) mangelndes Interesse an der Gegenwart, (4) Einsamkeit, (5) Überempfindlichkeit auf Einflüsse, (6) Mutlosigkeit und

Verzweiflung sowie (7) übertriebene Fürsorge gekennzeichnet sind. Diese Gruppen sind wiederum nach speziellen Eigenschaften differenziert, die bei der Wahl des individuell für den Patienten richtigen Mittels beachtet werden müssen.

COLORPLATE-*Aufnahmen ausgesuchter Bachblütenessenzen*

Diese Eigenschaften sollen im folgenden anhand einiger Bachblütenessenzen, deren COLORPLATE-Aufnahmen Sie im Farbbildteil finden, beispielhaft aufgezählt werden. Wie bei den Aufnahmen der Homöopathika ist auch hier noch nicht wissenschaftlich erklärbar, was die für jede Essenz charakteristischen Strahlenbilder bedeuten. Die bioenergetische Wirkung geht erfahrungsgemäß jedoch nur von solchen Bachblütenessenzen aus, die diese Strahlung aufweisen.

Einige Therapeuten verwenden die Strahlungsbilder zum Meditieren. Sie alle bezeugen, daß sie damit erstaunliche Erfolge erzielt haben.

Chestnut Bud (Abb. 74)

Lernt nicht aus Erfahrungen, die er selbst macht, braucht lange, um die Lektionen des Lebens zu lernen.

Pine (Abb. 75)

Übertrieben verantwortungsbewußt, ist nie mit sich zufrieden, nimmt alle Schuld auf sich, arbeitet schwer und leidet sehr unter Fehlern, die er macht. Pine ist auch ein Trostmittel.

109

Scleranthus (Abb. 76)

Die Entscheidung für zwei Möglichkeiten fällt schwer, mal erscheint das eine richtig, dann wieder das andere. Betrifft den stillen Menschen, der seine Schwierigkeiten allein trägt, ohne mit anderen darüber zu sprechen.

Star of Bethlehem (Abb. 77)

Der Seelentröster für alle Leiden, die aus zurückliegenden Schock- oder Verlusterlebnissen hervorgehen (schlimme Nachrichten, Verlust eines lieben Menschen, Unfall usw.).

White Chestnut (Abb. 78)

Unangenehme Gedanken gehen nicht aus dem Kopf, man kann sie nicht loswerden. Die Konzentration auf die tägliche Arbeit wird dadurch sehr erschwert. Man verliert sich in Selbstgesprächen.

8 Biotransmitter – Schlüsselbegriff für die Medizin von morgen?

Der Begriff »Biotransmitter« bezeichnet ein Medium, mit dem über die Haut bioenergetische Effekte auf den Menschen ausgeübt werden können. Dabei übertragen sich die Heilwirkungen durch Schwingungsmuster. Es ist nicht in erster Linie wichtig, von welchen Gegenständen oder welcher Materie diese Schwingungen kommen, sondern wie die Schwingungsmuster im Organismus verarbeitet werden.

Es gibt passive Transmitter, damit bezeichnet man Gegenstände wie zum Beispiel Edelsteine oder Metallteile, die ein bestimmtes Schwingungsmuster haben. Man kann solche Transmitter allerdings präparieren, um das Muster zu beeinflussen. Darüber hinaus ist es auch möglich, bioenergetisch wirksame Schwingungen zu erzeugen, wie es im folgenden Kapitel über die Aktiv-Transmitter-(ATM-)Therapie beschrieben wird.

Neu ist der Begriff, nicht jedoch die Erkenntnis, daß es Biotransmittereffekte gibt. Man verwendet sie seit vielen tausend Jahren in China, Indien, Ägypten und anderen Kulturen. Es handelt sich dabei wie gesagt vor allem um Edelsteine und Metalle, aber auch um andere anorganische und organische Stoffe. Das Amulett zum Beispiel gilt seit jeher als Glücksbringer und Schutz für die Gesundheit.

Obwohl man geneigt ist, solche Praktiken als abergläubisch abzutun, scheinen hier jedoch Wirkfaktoren im Spiel zu sein, für die bisher noch keine befriedigende wissenschaftliche Erklärung gefunden werden konnte. Denn zahlreiche Tests an einigen hundert Personen aus verschiedensten Berufen ergaben, daß Biotransmitter, die sie als Kreditkarte, Amulett oder hochaktive Chips in Brustnähe trugen, bei ihnen eine positive Wirkung hatten – so konnten Chirurgen besser operieren, nachdem sie einen hierfür passenden Biotransmitter trugen. Die Aufmerksamkeit und das Durchhaltevermögen von Autofahrern und Piloten konnten bei größeren Strecken wesentlich gesteigert werden. Andere Personen berichteten von Schmerzlinderung bis zur völligen Schmerzbefreiung. Die Lernfähigkeit, so bestätigten wiederum andere, vornehmlich Studenten, steigerte sich – und dergleichen mehr.

Auch in unserer Praxis konnten wir in vielen Fällen nachweisbare Heilerfolge mit dem Einsatz von Transmittern erzielen. Dabei wurde ihre energetische Wirkung anhand von Strahlungsaufnahmen vor und nach dem Einsatz eindrucksvoll dokumentiert.

Die Aktiv-Transmitter-(ATM-)Therapie

Die bioenergetische ATM-Therapie funktioniert auf physikalischer Basis; es sind hierfür keine Medikamente im herkömmlichen Sinne erforderlich, vielmehr macht man sich das Phänomen zunutze, daß jede Materie bzw. Daseinsform bestimmte bioenergetische Signale in Form von Schwingungen aufnimmt und abgibt. Diese sind wie gesagt noch nicht genügend erforscht, ihre Wirkung auf lebende Organismen kann man aber sicher nachweisen.

Bei der ATM-Therapie werden mit einem Gerät, das wir in unserem Institut entwickelt haben, elektrische, magnetische und optische Schwingungen produziert. Diese Schwingungen werden individuell den Bedürfnissen der Patienten angepaßt. Ähnlich wie die Wirkung von Musik, dem Wetter, von Farben oder

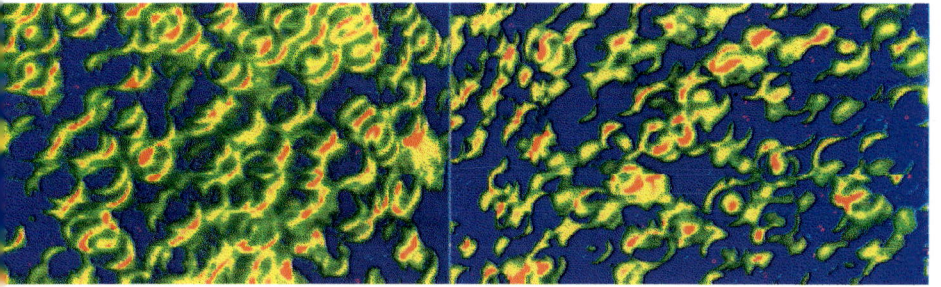

Abb. 50: Blut ohne Herbizidbelastung durch die Pflanze

Erststatus

Reaktion nach 100 Minuten

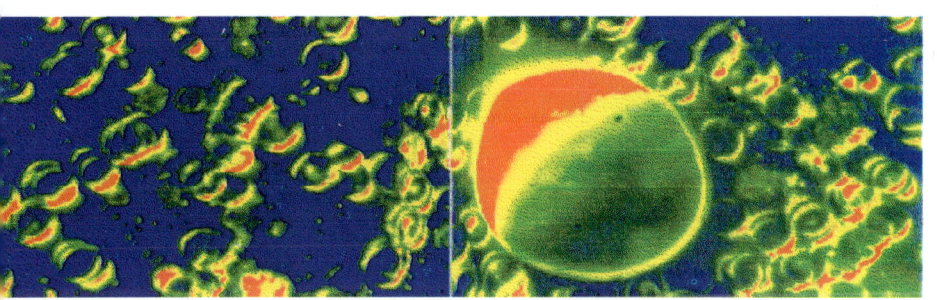

Abb. 51: Blut mit Herbizidbelastung durch die Pflanze

Erststatus

Reaktion nach 100 Minuten

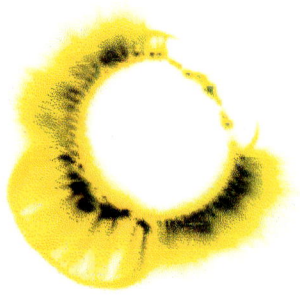

Abb. 52: PLASMAPRINT-Erststatus

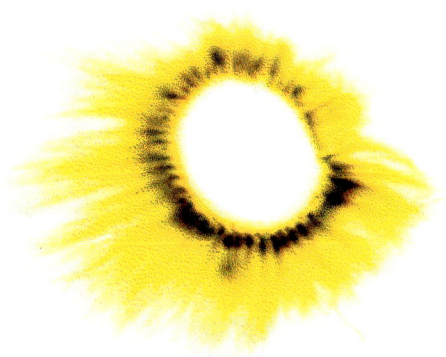

Abb. 53: PLASMAPRINT-Status nach 10 Minuten

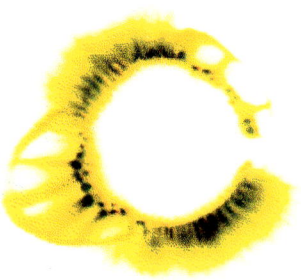

Abb. 54: PLASMAPRINT-Status nach Gabe von Acidum aceticum D30

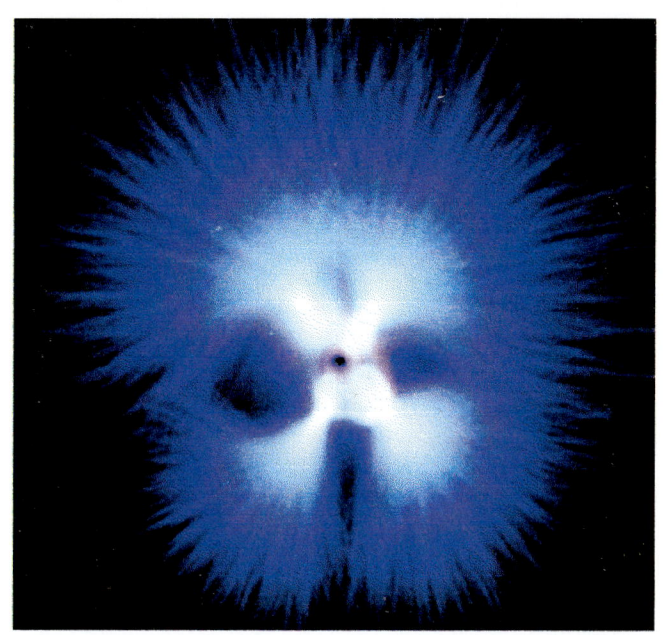

Abb. 55: Argentum nitricum D12

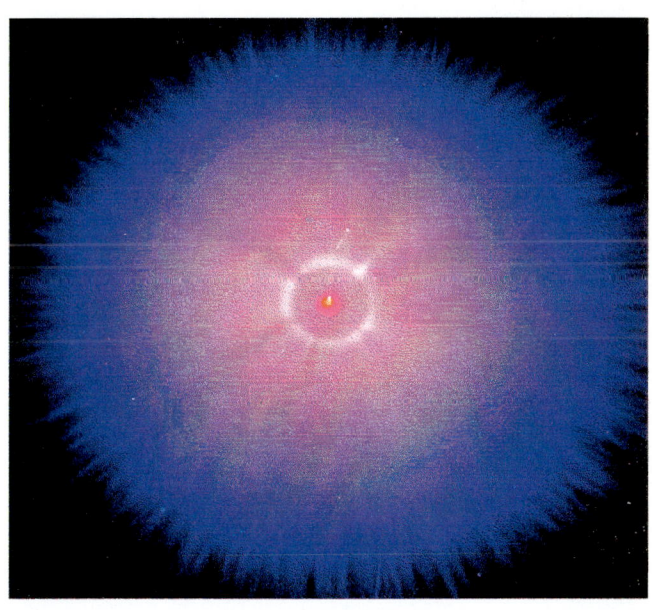

Abb. 56: Arnica D6

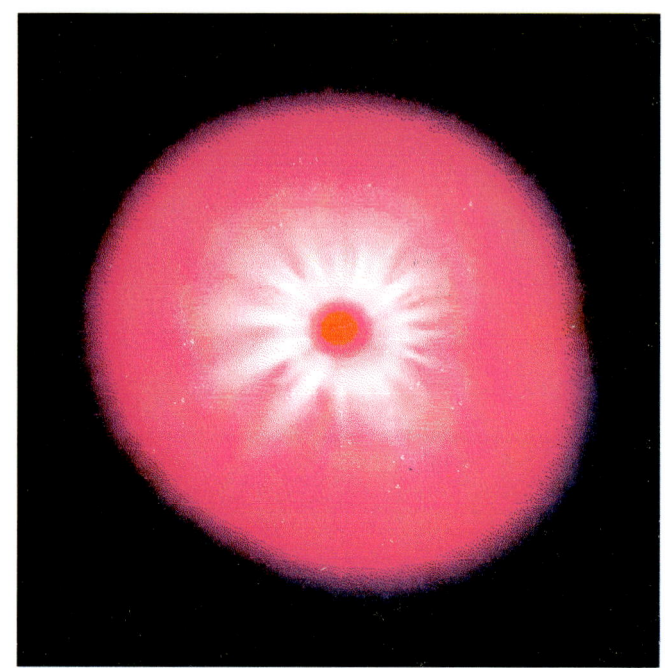

Abb. 60: Belladonna D200

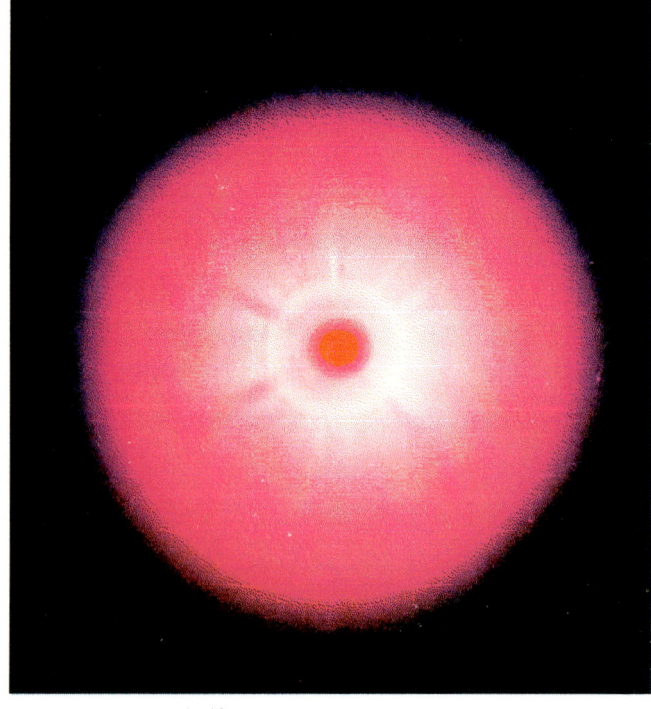

Abb. 59: Belladonna D30

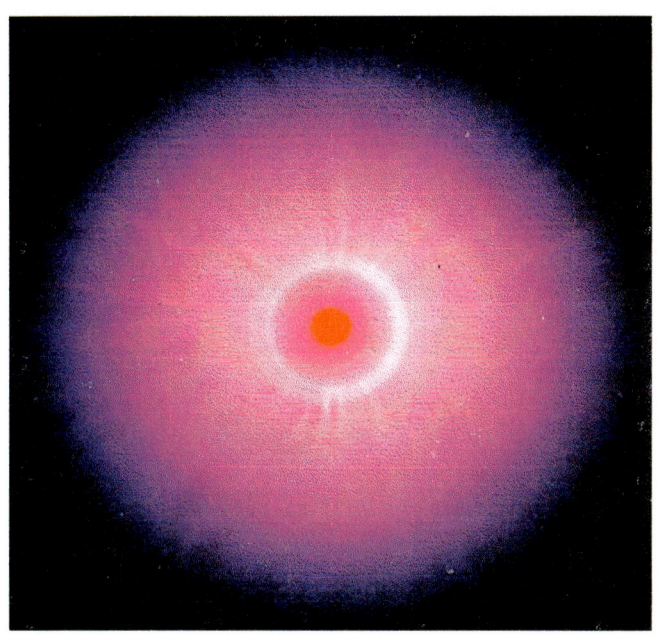

Abb. 58: Belladonna D1

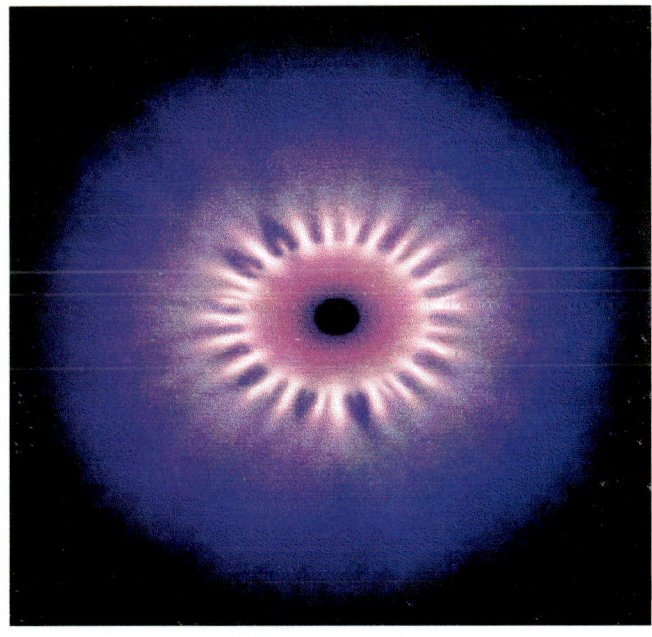

Abb. 57: Belladonna Ø

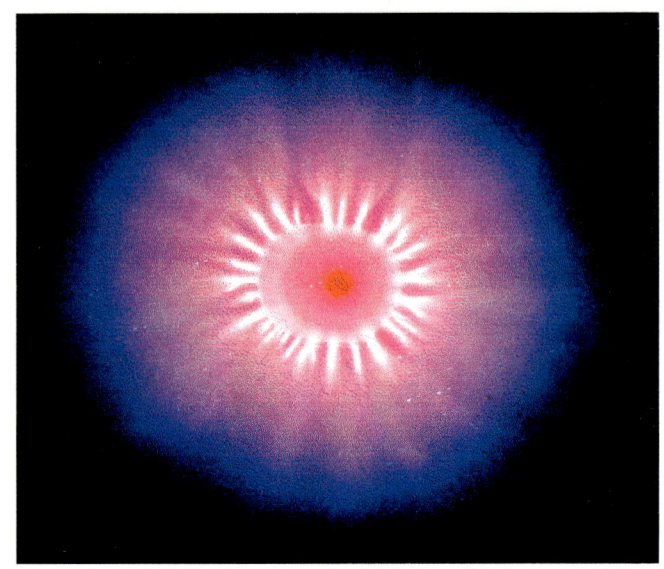

Abb. 61: Belladonna-Potenzakkord Ø, D1, D12, D30, D200

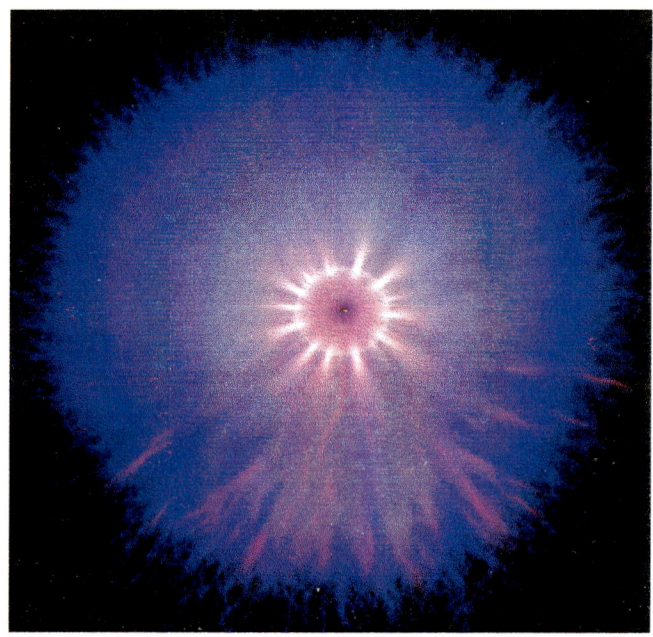

Abb. 62: Calendula D1

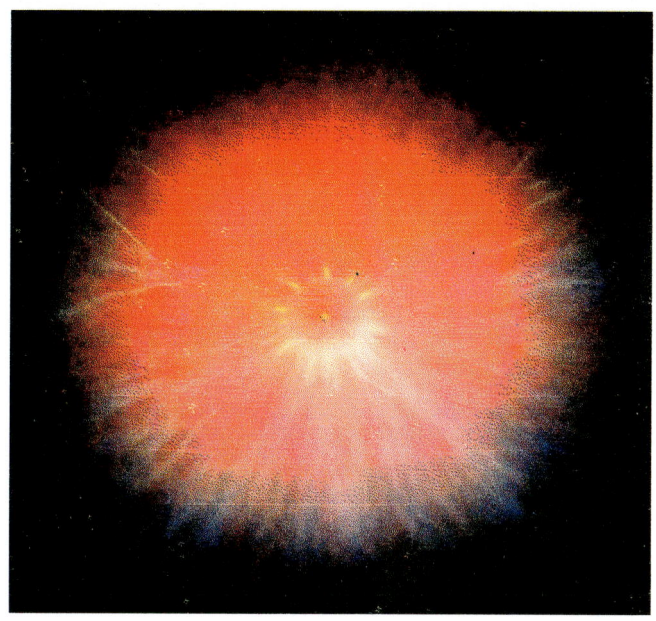

Abb. 63: Potenzakkord von Carex flava, Carex elongata, Carex vesicaria
D6, D8, D12, D20, D30

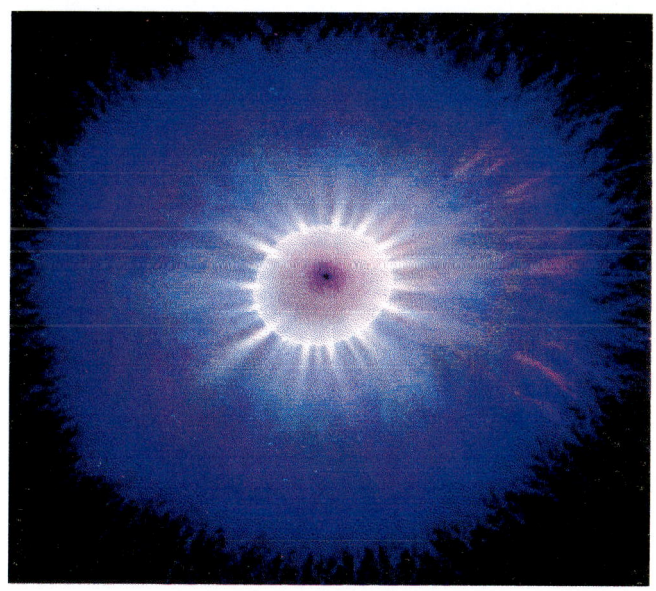

Abb. 64: Colchicum D6

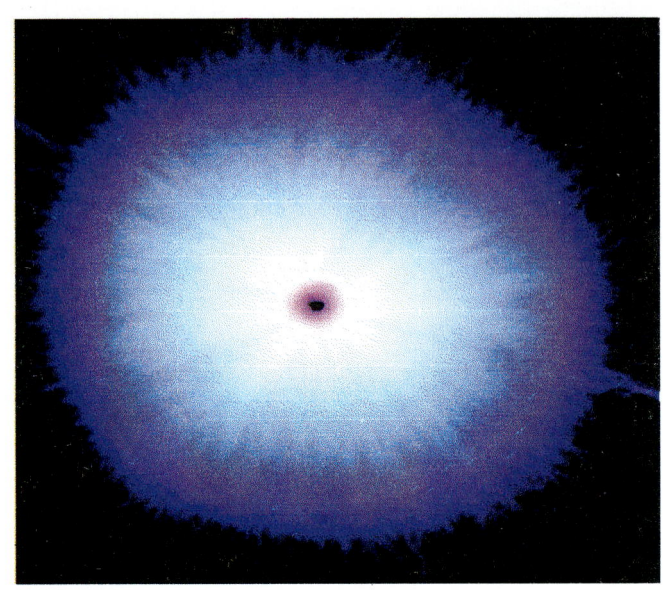

Abb. 65: Dulcamara D6

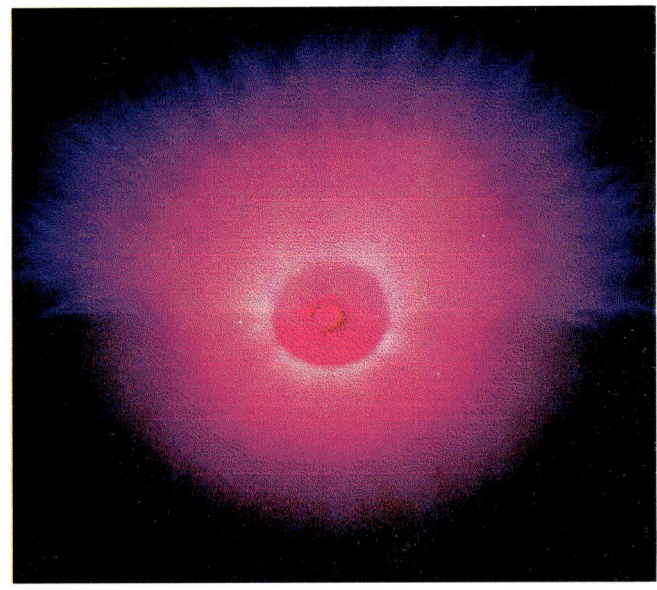

Abb. 66: Gelsemium D12

Düften durch unsere Sinnesorgane, das Unterbewußtsein und bestimmte Transmitterpunkte an der Hautoberfläche aufgenommen wird, kann der Körper auf solche »Biosignale« reagieren.

Mit dem Einsatz der ATM-Therapie ist die Heilung zahlreicher Leiden möglich. Chronische Erkrankungen wie Rheuma, Asthma, Allergien, Tumorerkrankungen, Schmerzen, Frakturen, Sportverletzungen und viele andere mehr konnten bisher erfolgreich behandelt werden. Dabei ist die richtig angewandte bioenergetische Therapie ohne Risiko von Nebenwirkungen. Bei einer Überdosierung können allerdings Merkmale einer »Erstverschlimmerung« – ähnlich wie in der Homöopathie – auftreten.

Zwei Faktoren zeichnen die ATM-Therapie besonders aus. Das ist zum einen der relativ schnelle Genesungsprozeß, zum anderen kann der Patient die Menge der sonst üblichen Medikamente drastisch reduzieren, wenn nicht gar völlig auf sie verzichten. Die ATM-Therapie funktioniert relativ einfach, aber sehr effektiv; und sie kommt zum Einsatz, nachdem die bioenergetischen Schwachstellen in der Plasmaprint-Diagnose aufgezeigt wurden. Diese Kombination hat sich bei vielen tausend Genesungsprozessen als ideal erwiesen. Einen eindrucksvollen Nachweis für den Erfolg der Methode liefert etwa das Beispiel der 52jährigen Rheumapatientin (vgl. S. 41f. und Abb. 8 bis 10 im Farbbildteil), die hundertprozentig pflegebedürftig war und nach unserer Therapie innerhalb von acht Wochen wieder ohne Krücken laufen konnte.

Verblüffend erfolgreich war die ATM-Therapie auch bei einem dreißigjährigen Herrn, der nach einem Sportunfall einen komplizierten Unterschenkelhalsbruch davontrug. In der Folge litt er an chronischer Osteomyelitis (= Knochenmarksentzündung) mit ausgedehnter Weichteil- und Knochennekrose (Nekrose = örtlicher Gewebstod). Nachdem eine drei Jahre lang dauernde

Therapie nach schulmedizinischen Methoden ohne Erfolg blieb, sollte das Bein schließlich amputiert werden. In dieser verzweifelten Situation entschloß sich der Patient zu einer Behandlung in unserem Institut. Die Röntgenaufnahme, die vor der Therapie gemacht wurde (Abb. 79), zeigt die ausgedehnte Knochennekrose und die Antibiotikaeinlagerungen. Abb. 80 zeigt den Zustand nach der zweieinhalbmonatigen ATM-Therapie. Hierbei fanden speziell zusammengestellte Schwingungsmuster zur Förderung des Knochenwachstums Anwendung. Als Zellaktivator setzten wir eine homöopathische Mischung ein, die sauerstoffaktivierende und durchblutungsfördernde Eigenschaften hatte. Der Knochen ist nachgewachsen, der Patient wieder hundertprozentig wohlauf.

Die ATM-Therapie kommt in Zusammenhang mit der Farbtherapie darüber hinaus bei Patienten mit psychischen Problemen zur Anwendung. Ein eindrucksvolles Beispiel für einen solchen Genesungsprozeß finden Sie auf S. 137ff.

Transmittereffekte von kapazitiv wirkenden Elementen (Kondensatoreffekt)

Es ist ein schöner Tag, die Luft trocken – jemand klingelt an der Tür. Man greift an die Türklinke aus Metall, um aufzumachen, und bekommt einen elektrischen Schlag … Zuweilen kann dieser Effekt, den Sie sicher schon erlebt haben, recht unangenehm sein. Ob er aber wirklich so harmlos für den Organismus ist, wie zuweilen behauptet wird, ist noch nicht genügend erforscht.

Was passiert hier eigentlich? Der Körper ist sozusagen ein »lebender Kondensator«. Durch Bewegungen bzw. Reibungen an Luft, Fußboden und Kleidern lädt sich dieser Kondensator (der Körper) elektrisch auf, bis der Kontakt mit einem geerdeten Gegenstand schließlich durch »Funkenspringen« für eine Entladung sorgt.

Dieser Effekt kann sich tagelang wiederholen. Er ist von vielen Faktoren abhängig, so unter anderem von der Leitfähigkeit (Feuchtigkeit) der Haut, der Isolierung der Schuhsohlen, der Leitfähigkeit der Kleidung und der Luftfeuchtigkeit. Bei trockener Haut wird dieser Effekt des öfteren auftreten als bei feuchter Haut. Es bestehen insbesondere Zusammenhänge zwischen Hautfeuchtigkeit und dem elektrischen Aufladeeffekt. Mittlerweile weiß man auch, daß Zusammenhänge zwischen Wohlbefinden, Vitalität und der Hautfeuchtigkeit bestehen. Fest steht jedenfalls, daß der Körper sich elektrisch aufladen kann, wenn die entsprechenden Voraussetzungen hierfür vorhanden sind.

Normalerweise macht man sich über diesen Effekt keine weiteren Gedanken, man findet sich damit ab. Neue Erkenntnisse zeigen jedoch, daß gerade dieser Effekt mit hoher Wahrscheinlichkeit eine ganz neue Ära in der Medizin erschließen könnte. Ich bin sogar der Meinung, daß sich diese Effekte – gezielt – für therapeutische Zwecke einsetzen lassen, man also durch künstlich erzeugte elektrische Felder am Körper therapeutische Wirkungen erzielen kann.

Damit dies nicht mißverstanden wird – ich meine nicht Verfahren, bei denen der Körper mit Hochspannungsgeräten manipuliert wird, obwohl man auch solche Verfahren in diese Kategorie einordnen kann. Ich denke hier an Transmitterverfahren, die ohne Strom aus der Steckdose bzw. Batterie funktionieren, etwa wie der sogenannte Kondensatortransmitter.

Kondensatortransmitter bestehen aus mehreren elektrisch leitenden Schichten, die gegeneinander isoliert sind. In der Regel verwendet man hauchdünne Metallfolien, die, gegenseitig isoliert, aufeinandergestapelt werden. Es gibt auch die Möglichkeit, metallbedampfte Kunststoffe zu verwenden. Für therapeutische Zwecke können Kondensatortransmitter auf der Hautoberfläche, und zwar an bestimmten Punkten, plaziert werden, zum Beispiel auch über Akupunktur-Meridianpunkten oder Chakren (= »spirituelle Nervenzentren« im Kundalini-Yoga, die hintereinander auf der Zentralnervenbahn der Wirbelsäule liegen). Die Anwendung dieser Techniken erfordert allerdings eine entsprechende Schulung des Therapeuten und kann nicht von einem Laien vorgenommen werden.

Der Effekt dieser Systeme läßt sich damit erklären, daß ein ständiger Elektronenfluß zwischen den »Kondensatorplatten« ein Schwingungsfeld erzeugt, das wiederum auf den lebenden Organismus Einfluß hat. Man kann sich die Haut auch als einen parallelgeschalteten Widerstand zu diesem Kondensator vorstellen, dies wäre dann ein Schwingkreis, der je nach Hautleitwert seine Frequenz ändern könnte. Es ist sehr wahrscheinlich, daß die Wirkung solcher Systeme darauf beruht, daß sie (wie bei der Akupunktur) elektrische Potentiale im Körper verändern. Durch Verändern elektrischer Potentiale im Organismus können wiederum körpereigene Regulationssysteme beeinflußt werden.

Kristalle, Edelsteine und ihre Eigenschaften als Transmitter

Dreidimensionale Kristallstrukturen bestehen im allgemeinen aus Atomen bzw. Molekülen und Ionen in spezifischer Konstellation. Die Zusammensetzung der Atome, die um die jeweiligen »Gitterpunkte« der dreidimensionalen Struktur der Kristalle schwingen, bestimmt ihre Eigenfrequenz (ein elektrisches Feld!). Hierbei werden verschiedene Kräfte wirksam, die weiter die Bauart der Kristalle mitbestimmen, zum Beispiel die ionischen Kräfte, auf deren Wirkung das wechselhafte Anziehen und Abstoßen der Elektronen zwischen den Atomen beruht. Die ionischen Bindungen sind maßgeblich für die Härte der Mineralien verantwortlich. In Anwesenheit von Wasser gehen diese geladenen Gruppen eine Wechselwirkung mit dem Wasser ein und werden voneinander abgeschirmt. Daraus resultiert die Abschirmung der ionischen Bindung. Gerade für biologische Systeme, die größtenteils aus Wasser bestehen, sind diese abgeschwächten ionischen Kräfte von Bedeutung. Beispielsweise werden Enzym- und Substratkomplexe über positiv und negativ geladene »Bindungsstellen« durch ionische Kräfte zusammengehalten. Werden diese Bindungsstellen gestört, zerfallen diese Komplexe oder wandeln sich in andere, für den Menschen eventuell schädliche Komplexe um.

Weiterhin ergeben sich aus zeitlicher und räumlicher Wechselwirkung in Kristallen und in organischen Molekülen die sogenannten Van-der-Waals-Kräfte: zwischen den Gitterbausteinen von Molekülkristallen und zwischen Gasmolekülen wirkende Anziehungskräfte.

Die sandwichartige Struktur einiger Mineralien, die aus aufeinander gelagerten Schichten von gleichartigen oder unterschiedlichen Atomen bestehen kann, ist ein weiteres interessantes Phänomen. Die Verbindungen innerhalb der Schichten werden

117

durch ionische Bindungen, die Schichten untereinander durch Van-der-Waals-Kräfte gebunden. Diese sandwichartige Anordnung ist vergleichbar mit der Struktur des endoplasmatischen Retikulums (= elektronenmikroskopisch kleines Hohlraumsystem in der Zelle), die der Chloroplasten (= Zellorganellen von Organismen, die zur Photosynthese fähig sind) oder Mitochondrien (= Gebilde in Zellen, das der Atmung und dem Stoffwechsel der Zelle dient).

Schließlich sind auch hydrophobe (= wasserabstoßende, nicht in Wasser lösliche) Kräfte wirksam, die zum Beispiel die dreidimensionale Struktur des Wassers erzeugen. Temperatur, Druck, magnetische Felder usw. sind ebenfalls Faktoren, welche Einfluß auf die dreidimensionale Form der Wasseratome haben. So wird die Kristallstruktur der Schneeflocke von schwachen hydrophoben Bindungen bestimmt, in deren Struktur Sauerstoff- und Wasserstoffatome so angeordnet sind, daß diese eine typische hexagonale (= sechseckige) Form bilden. Dies ist ein grundlegendes Muster, das sich in der anorganischen wie auch organischen Materie wiederholt.

Aus dem Obengenannten können wir ersehen, daß die Bindungskräfte von Kristallen sehr verschieden sein können. Damit wird klar, daß auch die Schwingungsmuster verschieden sein müssen, die in einen Bezug zu lebenden Strukturen gebracht werden.

Interessant stellt sich auch das Wachstum diverser Kristalle dar. Dies geschieht offensichtlich analog zu ganz bestimmten Prinzipien, nach denen die Atome der Kristalle installiert werden. Solche Wachstumsprinzipien kennen wir ebenso bei organischen Strukturen. Spezifische Wachstumsinformationen lassen daher auch die Zelle »organspezifisch« heranreifen. Sie sind Bestandteil des für den Menschen lebenswichtigen Reparaturmechanismus, der ständig Zelldefekte »repariert«, ohne den zum Beispiel keine Wunde heilen könnte.

Betrachten wir ein weiteres Charakteristikum der Kristalle, die piezoelektrischen Halbleitereigenschaften: Bringt man Kristalle durch Zug oder Druck zu einer Deformation, so entstehen oder verändern sich elektrische Ladungen am Kristall. Man nutzt diesen Effekt etwa zum Zünden der Gasflamme am Küchenherd oder auch beim Feuerzeug. Durch Halbleitereigenschaften der Kristalle ist dieser Effekt möglich. Die Halbleitereigenschaften werden vom Verhalten der Valenzelektronen, die an die Gitteratome gebunden sind, bestimmt. Beim Quarz sind diese Eigenschaften besonders ausgeprägt.

Eine sehr deutlich kristallähnliche Struktur weisen auch die Knochen auf. Bei der Ontogenese (= Knochenbildung) werden Knochen aus Osteoiden gebildet. Am Anfang liegen diese in Form von kleinen »Balken« vor. Diese Balken wachsen durch das »programmierte« Anlagern der Mineralstoffe auf deren Oberfläche. Obwohl der Knochenaufbau eine dem Kristall vergleichbare Struktur hat, ist der Knochen kein starres und absolut festes Gebilde.

Auch Knochen haben piezoelektrische Eigenschaften. Entdeckt wurden diese in den sechziger Jahren von den japanischen Wissenschaftlern Fakuda und Yusada auf der Basis von Knochenmessungen. Das heißt, daß durch Komprimieren und Strecken unterschiedliche Spannungspotentiale an den Knochen meßbar sind. Demnach haben Knochen ebenfalls Halbleitereigenschaften, die von Anlagerungen des Kollagens an die Mineralstrukturen bestimmt werden. Das Kollagen wäre für den Halbleitertyp P zuständig, die Mineralstruktur würde dem Typ N entsprechen. Die Stromrichtung wäre demzufolge von P nach N. Es ist daher naheliegend, daß zum Beispiel mit von außen angelegten elektromagnetischen Feldern auf die bioelektrischen Eigenschaften von Knochenzellen und deren Wachstum Einfluß genommen werden kann. Beim Heilungsprozeß einer Fraktur spielen die bioelektrischen Eigenschaften der Knochen eine große Rolle, wie im Abschnitt über die ATM-Therapie gezeigt wurde. Sie sind auch die Ursache dafür, daß ein elektromagnetisches Feld den Heilungsprozeß enorm beschleunigen kann.

Diese Beispiele lassen sich beliebig auch auf andere Zellen übertragen. Denn Kollagen bildet die extrazelluläre Matrix, auf der Zellen aufgebaut sind. Kollagen besteht aus typisch angeordneten Fasern, die nicht nur Bestandteil der Knochen, sondern auch anderer Gewebsstrukturen wie die der Blutgefäße sind und den geformten Teil der mesenchymalen interzellulären Stützsubstanz bilden.

Die Natur zeigt uns, daß nicht die Stärke bioelektrischer Signale, sondern ihre Beschaffenheit bzw. Zusammensetzung von primärer Bedeutung für gesundes Wachstum ist. Das heißt, daß sogar schwächste bioelektrische bzw. bioenergetische Signale erfolgreich therapeutisch eingesetzt werden können, auch wenn sie zur Zeit noch nicht mit den üblichen physikalischen Meßmethoden nachweisbar sind – die Wirkungen solcher bioenergetischen Felder sind hingegen offensichtlich.

Kristalle besitzen erfahrungsgemäß durch ihr Schwingungsverhalten Eigenschaften, die auf biologische Systeme Einfluß haben können. Die Wirkung ist allerdings davon abhängig, inwieweit ein biologisches System diese Signale erkennen und verarbeiten kann. Für eine erfolgreiche Anwendung solcher bioenergetischen Verfahren sind daher entsprechende Kenntnisse und spezielle Testverfahren Voraussetzung.

Auf dem Jahrmarkt und auf Flohmärkten, noch schlimmer auf medizinischen Messen, werden nämlich unnütze Steine verkauft, und den Leuten wird das Blaue vom Himmel versprochen! Es ist fast unglaublich, welche »Argumentationen« dem Kunden an diesen Ständen zuweilen geboten werden. Fest steht jedoch, daß die auf diesem Wege angebotenen Steine kaum eine Wirkung im Sinne der indischen Edelsteinmedizin haben können. Folgt man der original indischen Lehre, die meines Erachtens den größten Heilungserfolg verspricht, so zählt die Edelsteintherapie – soll sie effektiv sein – auch heute noch zu den teuersten Heilverfahren. Dies schon deshalb, weil höchste Ansprüche in bezug auf die Reinheit, Beschaffenheit und Größe der Steine gestellt werden.

Begnügt man sich mit der preiswertesten Variante – der Tinkturherstellung, so sind dennoch erhebliche Investitionen für die zu verwendenden Steine notwendig. Im Jahre 1985 habe ich beispielsweise umfangreiche Untersuchungen mit der Herstellung von Edelsteintinkturen durchgeführt (Edelsteintinkturen sind eigentlich homöopathische Präparate, da ihre Wirkung dem gleichen Prinzip unterliegt). Glücklicherweise hat mir ein Händler hierfür leihweise solche hochwertigen Steine zur Verfügung gestellt. Sie hatten zum Teil einen Wert von zirka 500 000 DM, so daß ein Gesamtwert von einigen Millionen zusammenkam. Allein der Aufwand, den die Versicherung verlangte, verschlang ein erkleckliches Sümmchen.

Für die Herstellung einer Edelsteintinktur ist vor allen Dingen ein hervorragendes Wasser notwendig. Keimfreie Verarbeitung und sorgfältige Potenzierung sind Grundvoraussetzung bei der Herstellung, bei der die für die Tinktur bestimmten Edelsteine in einen Glaskolben mit Wasser gegeben werden und darin etwa acht Tage verbleiben. Bei besonders klarem Wetter kann es vorteilhaft sein, diese Anordnung einmal zwei bis vier Stunden in die Morgensonne zu stellen. Die so hergestellte »Tinktur« wird in etwa wie die Urtinktur homöopathischer Mittel behandelt, nämlich mittels Potenzieren zu den gewünschten Potenzen weiterverarbeitet. Die Haltbarkeit entspricht ebenfalls derjenigen homöopathischer Präparate.

Doch zurück zum Test der Qualität von Edelsteinen: Bevor ein Stein zur Herstellung therapeutischer Mittel Verwendung findet, ist es notwendig, ihn auf seine eventuell negativen Eigenschaften hin zu untersuchen. Je nach Herkunft der Steine können sie nämlich auch »Informationen« enthalten, die sich nachteilig auf den Anwender auswirken. So hat etwa ein Diamant, der aus radioaktivem Gestein kommt, womöglich sogar schädliche Eigenschaften. Daher rühren wohl auch die vermeintlich abergläubischen Sprüche, die einem bestimmten Stein unglückbringende Eigenschaften attestieren.

Man mag dazu stehen, wie man will, sicher lassen sich jedoch Zusammenhänge zwischen der Qualität der energetischen Strahlung von Edelsteinen und ihrer Heilwirkung herstellen. In vielen Versuchen wurde nämlich bestätigt, daß sich zum Beispiel ein Diamant, dessen Strahlungsbild wie in Abb. 81 unharmonisch ist, nicht so gut für eine Therapie eignet wie ein solcher, dessen COLORPLATE-Aufnahme Abb. 82 zeigt.

Für das Auge des normalen Menschen sind diese Strahlungen natürlich nicht sichtbar, doch sollte man auch die Faszination, die von Edelsteinen ausgeht – von ihrem Glanz, ihren Farben und dem kunstvollen Schliff, der diese erst richtig zur Geltung bringt –, in ihrer positiven Wirkung nicht unterschätzen. Wenn man einen Edelstein vor dem Kauf bzw. der Bearbeitung dann noch daraufhin überprüft, ob er für den oder die Träger(in) auch unter den obengenannten Aspekten günstig ist, kann man dem Herrn oder der Dame seines Herzens ein in zweierlei Hinsicht wertvolles Geschenk machen …

Die sieben »Hauptedelsteine«

Die traditionelle indische Literatur bietet dem interessierten Leser eine Fülle von wertvollen Hinweisen zur erfolgreichen Anwendung einer Edelsteintherapie. Die folgenden Ausführungen stellen denn auch nur einen Bruchteil dessen dar, was es auf diesem Gebiet zu entdecken gibt. Ich stütze mich dabei auf die Überlieferungen von Dr. Benoytosh Bhattacharya, Magister der Geisteswissenschaften, Doktor der Philosophie, und Rajyratna Jnanjyouti, ehemaliger Direktor des Orientalischen Instituts Baroda.

Die sieben Hauptedelsteine sind die unerschöpflichen Quellen der kosmischen Farbstrahlen. Wie die Farben des Regenbogens sind auch die Farbschwingungen folgender Steine von höchster Reinheit:

- Rubin,
- Perle,
- Koralle,
- Smaragd,
- Topas,
- Diamant und
- Saphir.

Schon in frühester Zeit verstand es der Mensch, vor allem diese Edelsteine zu seinem Wohle zu nutzen. Aus alten Inschriften in Ägypten und Babylon geht hervor, daß zum Beispiel Amulette mit bestimmten Edelsteinen Kontakte zu göttlichen Wesenheiten ermöglichten, indem sie dem »Träger« Wohlbefinden und Gesundheit bescherten. So trugen die Priester ihre persönlichen Edelsteine, die auf Goldplatten angebracht und an einer Kette um den Hals befestigt waren, über dem Solarplexus.

Auch dem planetarischen Prinzip der Edelsteine schenkte man große Beachtung, war dies ja schon seit Urzeiten dem Menschen eine Lebenshilfe, nach der er lebte und die sich bewährt hatte. Schließlich haben wir in der ayurvedischen Medizin einen enormen Erfahrungsschatz bezüglich der Edelsteinheilwirkung. Nach der ayurvedischen Lehre werden die Edelsteine zerrieben und anschließend verbrannt, die Asche nimmt man dann als Arzneimittel ein.

Rubin

Kosmische Farbe:
Rot. Der Rubin setzt heiße Wellen in Form von roten kosmischen Strahlen frei, er wird bei Krankheiten eingesetzt, die von der Kälte kommen, wie Dysregulationen der Blutgefäße, Anämie, physische Schwäche, Erkältungen, alle Zirkulationsschwächen, Krankheiten oder Zustände mit kaltem Körper.

Ayurveda:
Nach der ayurvedischen Lehre kann Rubinasche Leben verlängern, die drei Lebenselemente Vayu (Luft), Pitta (Feuer) und Kapha (Wasser) verbessern. Übertragen in unsere »Terminologie«, könnte man sagen: Atmung, Sauerstoff; Spurenelemente, Vitalstoffe; Körperflüssigkeiten. Die Rubinasche wird bei Krankheiten wie Geschwüren, Giftwirkungen, Verstopfungen, Augenbeschwerden und Brennschmerzen in verschiedenen Gliedern eingesetzt.

Astrologie:
Der Rubin steht in einem Bezug zur Sonne. Behandlungen werden vorgenommen zur Anregung der Leber, bei Unterentwicklung der Kinder und bei Knochenkrankheiten, des weiteren bei Herzerkrankungen, verminderter Sehkraft, Verdauungsstörungen und verschiedenen psychischen Belastungen.

Perle

Kosmische Farbe:
Orange. Die Perle entsendet kalte, orangefarbene kosmische

Wellen. Sie wird bei solchen Erkrankungen eingesetzt, die »von der Hitze« kommen, zum Beispiel: Asthma, schleimerzeugendes Fieber, Bronchitis, nasser Husten, Gicht, chronischer Rheumatismus, Nierenentzündungen, Gallensteine sowie Ausfall der Menstruation (Amenorrhö). Die Strahlen der Perle gehören dem Element Wasser an und haben eine Verbindung mit der Lymphe und dem Blutsystem. Die Strahlen der Perle haben auch einen günstigen Einfluß auf die Regulation der Hautfeuchtigkeit.

Ayurveda:
Nach dem Ayurveda ist die Perlenasche kühl, süß und wohltuend für die Augen. Besonders Frauen schenkt sie glänzendes Aussehen und spendet Kraft. Perlenasche findet Verwendung bei Abmagerung, Atemlosigkeit, Herzklopfen, Verdauungsbeschwerden und Husten aller Art.

Astrologie:
Die Perle hat einen Bezug zu dem freundlichen Planeten Mond. Der Mond hat großen Einfluß auf den Geist. Die Perle wird in der Astrologie empfohlen bei Diabetes, Tuberkulose, Wassersucht, Diarrhö, Koliken, Blasenerkrankung, sexueller Schwäche, Unzufriedenheit, erschwertem Urinieren und »unsauberem« Charakter.

Koralle

Kosmische Farbe:
Gelb. Die gelbe Koralle setzt heiße Strahlen frei. Sie beeinflußt die dicke Lymphe des Körpers und wird bei Magenbeschwerden, Verstopfung, Verdauungsstörungen, Blähungen, Leberschäden, verborgenen Hämorrhoiden, Ekzemen, Hautstörun-

gen, nervöser Erschöpfung und extremer Form von Depression empfohlen.

Ayurveda:

Korallenasche wirkt sich günstig bei Rachitis, Verdauungsstörungen, Vergiftungen, Verstopfung, Asthma, Fettleibigkeit und Harnwegserkrankungen aus. Sie kann die Schönheit der Frau steigern.

Astrologie:

Die Koralle steht mit dem Planeten Mars in Bezug. Der Mars steht in Beziehung zum Knochenmarksystem. Durch einen schwachen Mars im Horoskop können Lebererkrankungen, Anämie, Geschwüre, Hämorrhoiden, Zahnschmerzen, Harnprobleme, Gelenkerkrankungen, Depressionen und Pilzerkrankungen begünstigt werden.

Smaragd

Kosmische Farbe:

Grün. Der Smaragd strahlt mit kühler grüner Farbe. Das Grün, welches vom Smaragd freigesetzt wird, beeinflußt zum Beispiel Knochen, Darm, Milz, Nieren und Muskulatur. Bei einem Mangel an Grün können Herzbeschwerden, Krebs, Blutdruck, Kopfschmerzen, Neuralgie und Influenza begünstigt werden. Der Smaragd hat sich als heilsam bei Hautverbrennungen, Bluthochdruck und Asthma erwiesen. Das kosmische Grün hat eine fettende Wirkung auf die Haut.

Ayurveda:

Smaragdasche ist gemäß Ayurveda kühl, süß und fettmachend. Sie steigert den Appetit und wirkt gegen Übersäuerung und

Hitze. Smaragdasche wird gegen Übelkeit, Vergiftungen, Asthma, Verdauungsstörungen, Hämorrhoiden, Anämie und entzündlichen Schwellungen eingesetzt.

Astrologie:

Der Smaragd ist mit dem launischen Planeten Merkur verbunden. Er wird bei Erkrankungen vorgeschlagen, die durch einen schwachen Merkur verursacht werden können. Diese wären zum Beispiel Stottern, Abneigung gegen Speisen, Manie, Auszehrung, Kräfteverlust sowie bei abnormem (schizophrenem) Verhalten.

Topas, Mondstein, Bergkristall

Kosmische Farbe:

Blau. Diese Steine gehören der gleichen Gruppe an. Die blauen Strahlen des Mondsteins sind bei folgenden Krankheiten günstig: Rachenbeschwerden, Halsentzündung, Heiserkeit, Kropf, Scharlach, Typhus, Cholera, Windpocken, Masern, Epilepsie, Spasmen, Koliken, Darmentzündung, nervöse Störungen, Schlafstörungen, schmerzvolle Menstruation, Entzündungen allgemein, Krebs und Bluthochdruck.

Ayurveda:

Im Ayurveda wird die Asche des Smaragds zur Entgiftung des Körpers eingesetzt. Sie kann Übelkeit und Erbrechen stoppen und hilft bei Verdauungsstörungen.

Astrologie:

Der Mondstein hat Verbindung mit dem wohlwollenden Planeten Jupiter. Der Mondstein ist ein Lebensspender. Jupiter steht in einem Bezug zu den Drüsensystemen im Organismus und zum Fettgewebe. Der Stein eignet sich also auch für Erkrankungen und Wesenszüge, die durch einen schwachen Jupiter verursacht sind, zum Beispiel Erbrechen, Rheuma, Husten, Rachenerkrankungen, Lebererkrankungen, Atemlosigkeit, Fettsucht, Apoplexie, Tumorerkrankungen, Verschwendungssucht, Heuchelei und Selbstüberschätzung.

Diamant

Kosmische Farbe:
Indigoblau. In der Literatur der indischen Medizin ist man der Meinung, daß der Diamant mit seiner indigoblauen Strahlung alle sechs Geschmacksqualitäten enthält. Er kann süß, sauer, salzig, scharf, bitter und zusammenziehend sein. Aufgrund dieser Voraussetzungen wird der Diamant zur Anwendung für Krankheiten, die aus einer Störung von Luft, Feuer und Wasser (Vayu-Pitta-Kapha) hervorgehen, empfohlen. Dies sind im besonderen Pneumonie, Facialislähmung, alle Lungenerkrankungen, Besessenheit, Ohren- und Nasen- sowie Augenbeschwerden. Der Diamant wird unter anderem auch als verstärkender Stein zusätzlich zu anderen Steinen angewandt.

Ayurveda:
Diamantasche wird gegen viele Krankheiten eingesetzt. Zu erwähnen sind hier überwiegend Anämie, Auszehrung, Wassersucht, Fettsucht, Schwindsucht, Lepra, bei Wahnvorstellungen und Diabetes. Man sagt, daß die Diamantenasche Leben verlängern kann, den Körper kräftigt, schönes Aussehen und Wohlbefinden verleiht.

Astrologie:
Der Diamant hat einen Bezug zu dem wohltätigen Planeten Ve-

nus. Seine kosmische Strahlung beeinflußt die dicke Lymphe wie auch alle schleimig-dicken Sekrete (Schleim, Sperma, Eiter usw.). Erkrankungen, die durch eine schwache Venus bedingt sind, wie Sterilität, Spermaerkrankungen, Diabetes, Miktionsbeschwerden, Gebärmuttererkrankungen, Gonorrhö, Wahnvorstellungen, Auszehrung und vorzeitiges Vergreisen, können mit dem Diamanten behandelt werden.

Saphir

Kosmische Farbe:
Violett. Violett ist die Farbe des Elements Luft, wodurch sie in einer Beziehung zur menschlichen Haut steht. Man sagt, der Saphir kann die menschliche Haut nähren und Hautkrankheiten heilen. Nach Roland Hunt sollen sich violette Strahlen bei Erkrankungen wie nervösen und geistigen Störungen, Neurosen, Neuralgien, Ischias, Krankheiten der Kopfhaut, Nieren- und Blasenschwäche günstig auswirken.

Ayurveda:
Die Saphirasche findet Anwendung bei Rheuma, Gicht, Koliken, Nervenschmerzen, Wahn, Besessenheit, Hysterie, Geistesstörungen und Schläfrigkeit.

Astrologie:
Der mit dem Saphir verbundene Planet ist der einflußreiche Saturn. Dieser Planet gilt als »Verteiler von Leid« und »Brecher von Hochmut«. Der Saphir findet in der astrologischen Medizin Anwendung bei Rheuma, Wurmbefall, Durchfall wie auch Obstipation (= Verstopfung), Leber-, Drüsen- und Gebärmuttererkrankungen, bei Abneigung gegen Speisen, aber auch bei Selbstmordgedanken.

Achat (braun)

Der Achat wird gegen massive Periodenblutungen benutzt. Viele Priester, Fakire und Imame benutzen diesen Stein, der das Unterbewußtsein aktivieren und radiästhetische Fähigkeiten verbessern soll.

Amethyst

Der Amethyst wird besonders zur Behandlung von Gicht benutzt. Er schenkt dem Träger angenehme Träume und erholsamen Schlaf. In neuerer Zeit findet der Amethyst auch bei psychosomatischen Erkrankungen Anwendung, er hat eine entspannende Wirkung auf seinen Träger.

Beryll (grün)

Dieser Stein wird zur Behandlung von Augen- und Lebererkrankungen verwendet.

Bernstein

Dieser »europäische« Stein war nicht nur bei nordischen Völkern beliebt, auch die Araber erfreuten sich seiner für bestimmte Anwendungen im Alltag. Sie schrieben dem Bernstein überirdische Überzeugungskräfte zu, die dem Träger zuteil wurden. So wurde dieser Stein gerne bei wichtigen Verhandlungen getragen. Zu Heilzwecken wird der Bernstein überwiegend eingesetzt bei der Behandlung von Geschwüren, Nasenbluten, zum Einleiten der Geburt, bei Ohren-, Bauchschmerzen, schwachem Sehvermögen, Nierenerkrankungen, Zahnschmerzen, Rachitis und Erkrankungen des Darms und der Leber.

Chalcedon

Ein wenig bekannter Stein, der zur Behandlung von Gallensteinen und Fieber Anwendung findet.

Hämatit

Der Hämatit wird verwendet gegen Kopfschmerzen, Blutungen aus Gebärmutter und der Lunge sowie bei blutunterlaufenen Augen.

Jade

Jade wird zur Geburtenerleichterung, gegen Wassersucht und bei Herzklopfen angewandt.

Karneol

Der Stein wird eingesetzt bei Blutungen, Akne und schlechtheilenden Geschwüren.

Katzenauge

Die kosmische Farbe des Katzenauges ist Infrarot. Infrarot ist die heißeste kosmische Farbe. Sie findet Verwendung bei chronischen Erkrankungen, sogar Krebserkrankungen wurden erfolgreich damit behandelt. Ebenso werden Krupp, Haut-, Uteruserkrankungen und nervöse Schwächen damit therapiert.

Onyx

Die kosmische Farbe des Onyx ist Ultraviolett. Ultraviolett ist die kälteste kosmische Farbe. Sie findet Verwendung bei Appetitlosigkeit, Schlaflosigkeit, sexuellen Ausschweifungen, Drüsenerkrankungen, vegetativen Dysregulationen und bei leichten Gehirnstörungen.

Opal

Der Opal ist der am meisten gegen Augenerkrankungen eingesetzte Stein.

Türkis

Nach einer Überlieferung wurde der Türkis überwiegend vom »gemeinen Volk« gegen Insektenstiche und Bisse giftiger Schlangen benutzt. Ein anderer Hinweis berichtet von der Anwendung gegen Urinverhalten.

Farben und ihre Wirkung auf den Menschen

Auch die Farbtherapie gehört zu der großen Gruppe der Transmittertherapien. In gewissem Umfang sind die Reaktionen auf Farben zwar ebenso von der Psychologie und anderen Disziplinen erforscht. Die Untersuchungen, bei denen in blauen und roten Räumen bei gleicher Temperatur einmal Frösteln und einmal Wärmegefühl erzeugt wird, sind landläufig bekannt. Aber die möglichen Wirkungen der Farben gehen weit über solche Experimente hinaus. Inzwischen steht nämlich fest, daß Farben sogar krank machen – aber auch heilen können.

Bei der kurzfristigen Anwendung der Farbtherapie gibt es keine Gefahren oder Nebenwirkungen, selbst wenn eine für den Patienten ungünstige Farbe gewählt worden wäre. Bei langfristigen falschen Anwendungen (und letztlich ist das stetige Tragen von Kleidung in einer bestimmten Farbe auch eine Art Farbtherapie) können bei Menschen, die sich ohnehin schon in einer labilen gesundheitlichen Lage befinden, auch negative Veränderungen im Allgemeinzustand auftreten oder Krankheitsprozesse in Gang gesetzt werden. So sollte sich etwa jemand, der zu Entzündungen neigt, nicht mit überwiegend roten Farben umgeben, da seine Probleme hierdurch noch verstärkt werden können.

Farben wirken auf den Menschen stimulierend, euphorisch oder auch beruhigend bis erdrückend. Dies wird besonders beim Wechsel der Jahreszeiten deutlich. Nach der eintönigen grauen Winterzeit freuen wir uns, wenn endlich wieder das ersehnte Grün der Wiesen mit den bunten Blumen erwacht. Wir genießen den blauen Himmel und die gelbe Sonne mit ihrer wachstumsfördernden Kraft.

Farben haben Signalwirkung – sowohl in der Natur als auch in unserem städtischen Alltag machen uns Farben aufmerksam auf bestimmte Dinge, die Beachtung finden sollen – zum Beispiel weiß jeder, der die Farbe Rot bei Verkehrszeichen oder der Ampel sieht, daß es gefährlich werden könnte, wenn man sie ignorierte.

Farben haben auch einen symbolischen Wert, der seit Menschengedenken Anwendung findet, etwa bei religiösen Zeremonien, in denen die Farbe Violett eingesetzt wird, die Metaphysisches symbolisiert.

Wie mächtig die Wirkung von Farben ist, zeigt letztlich auch ihre Verwendung in der Werbung. Hier werden sie gezielt eingesetzt, um die Menschen zu beeinflussen und die Umsätze zu steigern.

Die allgemeine Bedeutung der wichtigsten Farben

Rot

Rot ist die Farbe des Blutes, des Kampfes. Es ist die wärmste Farbe. Die Signalwirkung von Rot wird benutzt bei Gefahrenmeldungen, Verkehrszeichen, Fehlermeldungen, bei der Feuerwehr, im Krankenhaus, beim Militär usw. Rot wirkt stark stimulierend und macht aggressiv, gilt aber auch als Farbe der Liebe.

Gelb

Gelb ist die Farbe der Sonne, der Zuversicht und des Lebensmutes. Gelb ist aktivierend und wirkt als »Anlasser« am Morgen bei müden Geistern. Die Farbe steht für einen »hellen« Verstand und die Fähigkeit zu analysieren.

Blau

Blau, als Indigoblau die kühlste Farbe, ist die Farbe der Könige, das Symbol für innere Ruhe und Ausgeglichenheit. Sie vermittelt einem das Gefühl, über den Dingen zu stehen. Sie nimmt die Angst und fördert das Selbstvertrauen.

Grün

Grün ist eine sehr ausgleichende und beruhigende Farbe. Sie symbolisiert irdisches Wachstum und die substanzgebenden Kräfte der Natur. Eine bekannte Volksweisheit lautet »Grün ist die Hoffnung«.

Braun

Braun ist die Farbe der Erde, sie vermittelt Geborgenheit. Braun gibt dem Menschen das Gefühl, mit beiden Beinen auf dem Boden zu stehen.

Violett

Violett ist die Farbe, die den Geist erfrischt und stärkt. In einigen Religionen wird diese Farbe zum Schutz gegen das Böse benutzt, sie symbolisiert aber auch Metaphysisches. Die Farbe ist beispielsweise Bestandteil der Kleidung von höherrangigen katholischen Geistlichen.

Die Heilwirkung der Farben

Mit den Farben verhält es sich ähnlich wie mit dem Essen. Es gibt Lieblingsgerichte und Lieblingsfarben. Nur wenn man zuviel von einer Leibspeise ißt, kann diese auch ihren Reiz verlieren, sie verliert den für Sie persönlichen Genußfaktor. Genauso ist es mit den Farben, auch hier kann man sich »satt« sehen. In der Regel kann der Mensch schon selbst bestimmen, welche oder wieviel Farbe er in seiner Umgebung braucht. Dies funktioniert allerdings nur, solange er gesund ist und sein Regulationsverhalten normal abläuft. Ist dies nicht der Fall, kann sich das »Farbverhalten« unter Umständen erheblich verändern. Der Mensch reagiert dann paradox in bezug auf seine Farbsensibilität. Ich habe beispielsweise über viele Jahre hinweg das Farbverhalten von an Krebs erkrankten Frauen beobachtet. Mir fiel immer wieder auf, daß ein großer Prozentsatz (etwa 80 Prozent) dieser Frauen zumindest immer ein rotes Kleidungsstück trug, wenn sie in unsere Praxis kamen. Die meisten waren sogar überwiegend rot gekleidet. Darauf angesprochen, war die Antwort entweder: »Es ist mir gar nicht aufgefallen«, »Ja, ich habe viele rote Kleidungsstücke« oder »Es steht mir ja so gut«. Rot ist laut Farbenlehre stark aktivierend, was, um nur einen Faktor zu nennen, Wachstum anregt, auch das von Krebszellen. Daher dürfte diese Farbe von an Krebs erkrankten Patienten eigentlich nicht getragen werden. Durch die krankheitsbedingte Veränderung der Farbsensibilität nehmen sie dies aber nicht mehr wahr.

Es ist daher nicht ratsam, die Farben für eine Therapie vom Patienten allein aussuchen zu lassen. Ein guter Therapeut kann die passenden Farben für seine Patienten ermitteln und auch mit eventuellen Reaktionen, die möglicherweise nach der Farbtherapie auftreten, umgehen. Überwiegend verwendet man verschiedene Farbfolien, welche durch Übereinanderlegen Mischtöne ergeben. Mit dieser Methode ist ein exakt definiertes Farbspektrum allerdings nicht immer erreichbar.

Oft ändern sich die benötigten Farbfrequenzen bereits während der ersten Therapie, so daß die zweite »Sitzung« schon mit dem Einsatz einer anderen Farbe vorgenommen werden muß. Warum dies so ist, läßt sich momentan noch nicht genau erklären. Sehr wahrscheinlich laufen Reaktionsvorgänge auf Farben ähnlich ab wie Reaktionen bei der Homöopathie. So ließen sich auch die größeren Farbschwankungen, die öfters bei der ATM-Farbtherapie auftreten, erklären. Erkennbar ist jedenfalls, daß die erfolgreiche Therapie mit Farben nur mit einer optimalen Farbabstimmung erreichbar ist, und die muß den aktuellen »Farbverhältnissen« des Patienten entsprechen. Um diese zu erfassen, verwende ich eine selbstentwickelte Testmethode, bei der mittels eines Tastkopfes die ideale Farbfrequenz über der Haut festgestellt werden kann. Danach wird eine patientenspezifische Farbfolie mit höchstmöglicher Genauigkeit hergestellt, welche für die Therapie verwendet wird. Es ist nicht ungewöhnlich, daß bei einer Therapieserie größere Farbschwankungen registriert werden. Jeder Mensch reagiert verschieden auf Farben, vor allem wenn diese gezielt als Therapie und mit besonders hoher Dichte appliziert werden.

Patientenbeispiel mit der ATM-Therapie

Eine 24 Jahre alte Patientin kam im Januar 1992 nach einem Suizidversuch wegen Depressionen in stationäre Behandlung. Trotz des Einsatzes von Antidepressiva verschlimmerte sich ihr Zustand rapide. Ab Mai 1993 wurde die Patientin bei uns behandelt. Abb. 83 im Farbbildteil zeigt ihren PLASMAPRINT-Erststatus, Abb. 84 die Farbe für die erste Sitzung einer ATM-Therapie, die neben einer Darmsanierung und verschiedenen Einzel-

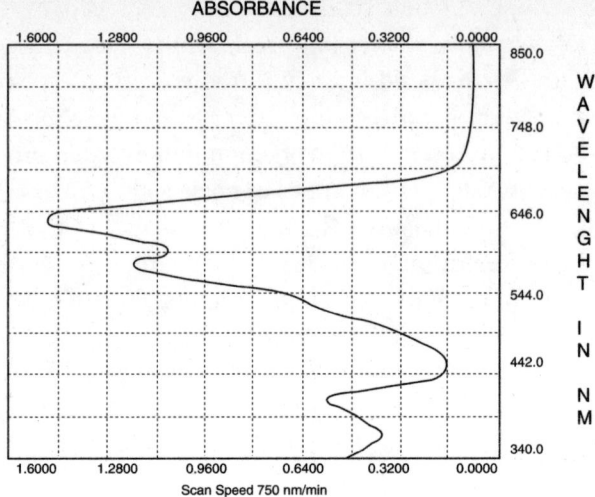

Grafik 16: Farbspektrogramm für die erste Therapiesitzung

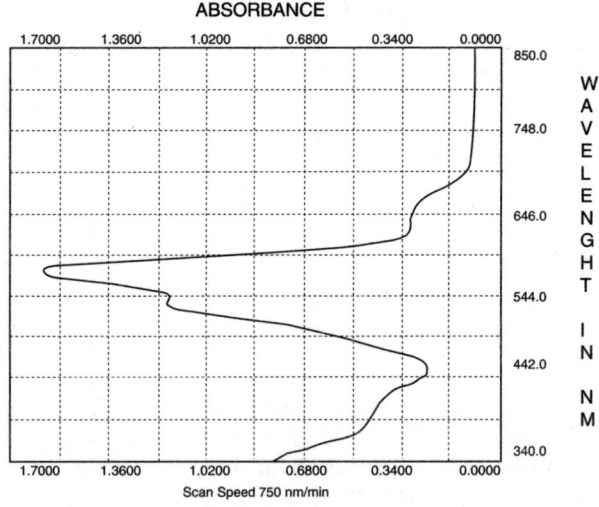

Grafik 17: Farbspektrogramm für die zweite Therapiesitzung

138

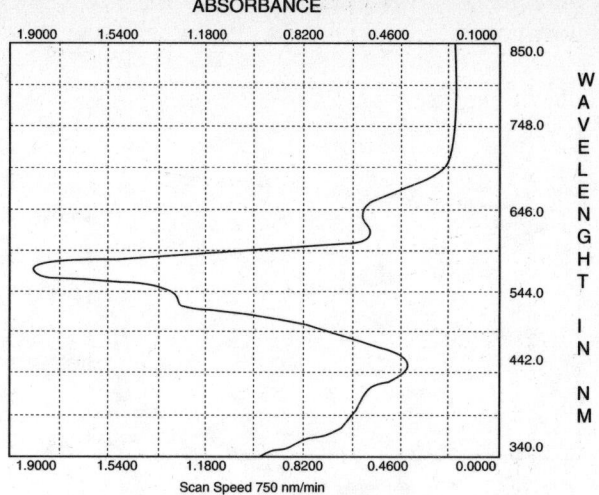

Grafik 18: Farbspektrogramm für die dritte Therapiesitzung

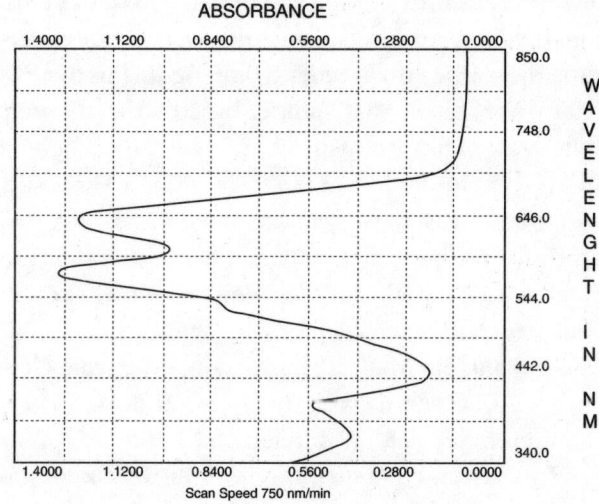

Grafik 19: Farbspektrogramm für die vierte Therapiesitzung

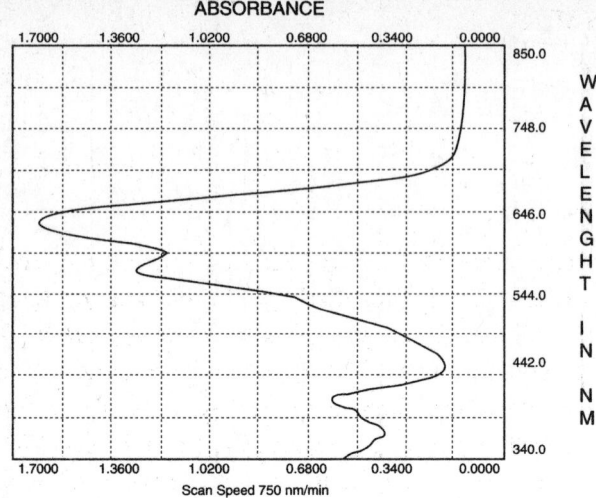

Grafik 20: Farbspektogramm für die fünfte Therapiesitzung

homöopathika zur Anwendung kam. Grafik 16 ist das Farbspektrogramm für die erste Therapiesitzung. In vier weiteren Sitzungen wurde die Farbe entsprechend dem Bedürfnis der Patientin modifiziert (Abb. 85 bis 88, Grafik 17 bis 20). Abb. 89 zeigt ihren PLASMAPRINT-Abschlußstatus nach erfolgreicher Therapie: Die Patientin ist psychisch und physisch in stabiler Verfassung.

Die einzelnen Farbspektrogramme zeigen, daß sich nicht nur die Farbfrequenz bei jeder neuen Therapie ändert, sondern auch deren Mischverhältnis. Zum Beispiel schwankt der Farbanteil bei 630 Nanometer innerhalb der fünf Sitzungen von 1.1000 bis 1.6000 (ein Maßstab, der automatisch vom Computer festgelegt wird). Oder als weiteres Beispiel der Farbanteil bei 575 Nanometer, der sich im Bereich von 1.1000 und 1.8000 ändert. Es sind also nicht nur die einzelnen Farbkomponenten maßgebend, sondern auch deren Mischverhältnis. Ich glaube, darin ist der wesentliche Wirkfaktor der Farbtherapie zu sehen.

140

Anhang

Im Anhang dieses Buches möchte ich kurz einige aus meiner
Sicht wichtige Zusatzinformationen liefern, die mit dem bisher
Besprochenen in einem engen Zusammenhang stehen. So nutzt
zum Beispiel die beste ATM-Therapie nichts, wenn ein Patient
nicht auch die krankheitsspezifisch notwendigen Umstellungen
in seinem Alltag vornimmt. Dazu gehören eine bewußte Ernährung und der richtige Umgang mit Streß wie auch Gedanken
darüber, wie man Vorbeugungsmaßnahmen durchführen kann,
damit es erst gar nicht zum Ausbruch einer Krankheit kommt.
All diese Angaben ersetzen im akuten Fall nicht den Gang zum
Arzt oder einem Therapeuten, sondern sollen nur eine Art Weg-
weiserfunktion haben. Darüber hinaus finden Sie ein Glossar
mit der Erklärung einiger wichtiger Fachbegriffe sowie das Literaturverzeichnis.

Krebs

Jeder, der von dieser Krankheit hört, möchte eigentlich lieber
nichts von ihr wissen. Man verbindet damit Tod, Schmerzen,
Operationen, Bestrahlungen. Keiner denkt aber daran, daß er
der nächste sein kann! Groß ist die Angst – nur fern von diesem
schrecklichen Wort bleiben. Ist es nicht so?
Ein bekanntes Sprichwort sagt: Wenn wir die Augen vor der Gefahr schließen, werden wir darin umkommen. Fangen wir deshalb an, uns dem Thema zu stellen! Fragen wir uns, was Krebs

ist und wie eine so schwere tödliche Krankheit entstehen kann. Versuchen wir, es erst gar nicht so weit kommen zu lassen, daß uns der Arzt die Hiobsbotschaft bringen muß! Denn wir können sehr viel selbst dazu beitragen, um dies zu verhindern.

Es ist immer von Vorteil, einmal über seine Lebensgewohnheiten und seine Gesundheit nachzudenken. Es ist nämlich gar nicht so selbstverständlich, daß wir gesund sind. Seien wir dankbar dafür, und betreiben wir keinen Raubbau mit unserem Körper, der schließlich dazu führt, daß unsere Organe irgendwann einmal »streiken«. Doch wie lebt man »gesund«? Verunsichert durch viele unvollständige und sich widersprechende Informationen zum Thema Gesundheit, wissen wir fast überhaupt nicht mehr, wie wir uns gesund erhalten können, und viele fangen an zu resignieren.

Dabei ist es schon ein erster Schritt, wenn wir unsere Alltagssituation von negativem Streß befreien, wie ich ihn im folgenden einmal – vielleicht ein wenig überzeichnet – darstellen will: Der Alltag eines »zivilisierten« Menschen beginnt in vielen Fällen morgens schnell, schnell mit einer Tasse Kaffee, die Hand schon an der Türklinke, in der anderen den Rest der Stulle. Im Wagen bricht ihm dann der Schweiß aus: Hoffentlich komme ich pünktlich! Die Zigarette muß her – und Achtung vor der Radarkontrolle. Im Büro angekommen, ist man erst einmal abgeschlafft, als nächstes gibt's wieder Kaffee, Intrigenkrieg, Magenschmerzen, Terminhetze. Endlich Mittagspause. Schnell zur Kantine. Und nun das Kantinenessen: wunderbar, darauf müssen wir unbedingt wieder rauchen, damit ein besserer Geschmack in den Mund kommt … Jetzt schnell wieder an die Arbeit, die nun besonders schwerfällt. Deshalb braucht man wieder einen Kaffee zum Aufmuntern. Nun noch einen Blick auf die Uhr, damit wir ja die ersten sind, die nach Feierabend herausfahren, so daß wir möglichst nicht in den Stau geraten. Zu Hause angekommen – Schuhe aus, Bier her, Fernseher an, kein

Interesse mehr an der Familie, alles stört nur noch, und nach der Tagesschau schläft man ein. (Vom Tablettenschlucken zum Aufmuntern zwischendurch war bei dem Ganzen noch gar nicht die Rede ...) Wer so lebt, wie es in diesem Beispiel komprimiert gezeigt wurde, braucht sich nicht zu wundern, wenn er in irgendeiner Form krank wird.

Krebs – ein Energieproblem?

Ich bin davon überzeugt, daß die Entstehung von Krebs in erster Linie ein biologisches Energieproblem im Körper darstellt. Krebs ist keine Krankheit, die von heute auf morgen über uns kommt. Bei der Auswertung der Krankheitsgeschichten von an Krebs erkrankten Menschen konnte ich feststellen, daß die Patienten meist schon jahrelang vor Entstehung dieser schweren Krankheit ein ganzes Bündel von »Problemen« belastete. Ich möchte diese Probleme einmal als krebsfördernde Belastungen für den Organismus bezeichnen, welche bei zu massivem Vorhandensein schließlich auch zu Krebs führen können, indem sie dem Körper jegliche Abwehrkraft entziehen, das Immunsystem stark entkräften und den ganzen biologischen Energiehaushalt des Organismus zusammenbrechen lassen. Krebs ist auch ein Ausdruck (oder Aufschrei?) des Körpers, um die Lebensweise zu ändern.

Zur Entstehung dieser schweren Krankheit können meiner Meinung nach hauptsächlich folgende Faktoren beitragen:

– angeborene bzw. vererbte Organschwächen und gestörte Blutfaktoren,
– Fehlernährung und die damit verbundenen Mangelerscheinungen, welche pathologische Organschäden hinterlassen,
– Umweltbelastungen und Rauchen,

- chronische Krankheiten,
- starke seelische Belastungen und Dauerstreß als zusätzlicher Förderungsfaktor (der Organismus gibt auf und flüchtet in Krankheit),
- künstliche sowie natürliche Störfelder.

Eine effektive Prophylaxe (= Vorbeugung) hinsichtlich des Krebsgeschehens wäre für eine verantwortungsvolle Gesundheitskontrolle notwendig. Die zur Zeit angewandten Methoden zur Früherkennung in der klassischen Medizin sind hierfür aber nicht besonders tauglich, da eindeutige Ergebnisse erst in einem pathologischen Zustand vorliegen, also wenn es schon (fast) zu spät ist. Die in unserem Institut entwickelten Methoden hingegen können schon frühzeitig auf die Entstehung einer Krebserkrankung hinweisen. So ist der für Krebs typische C-Schleier (siehe Abb. 7 im Farbbildteil) in vielen Fällen bereits Jahre vor der Manifestierung der Erkrankung sichtbar, woraufhin in den meisten Fällen eine erfolgreiche Therapie eingeleitet werden kann.

Was tun bei Krebsverdacht oder Krebsbefund?

Jeder, der diese Hiobsbotschaft bekommt, ist erst einmal geschockt, was verständlich ist, weiß man doch allein schon vom Hörensagen, was es bedeutet. Zuerst gilt es hier, einen klaren Kopf zu behalten und selbst zu entscheiden, welchen Weg der Therapie man gehen möchte. Dies ist gewiß nicht leicht, aber es gibt genügend Informationsmöglichkeiten, die einem weiterhelfen können. Da wäre zuerst die Beratung durch einen oder noch besser mehrere Therapeuten, Selbsthilfegruppen usw. Optimal finde ich, wenn sich ein Patient nicht nur vom Arzt, sondern auch von einem erfahrenen Heilpraktiker oder naturheil-

144

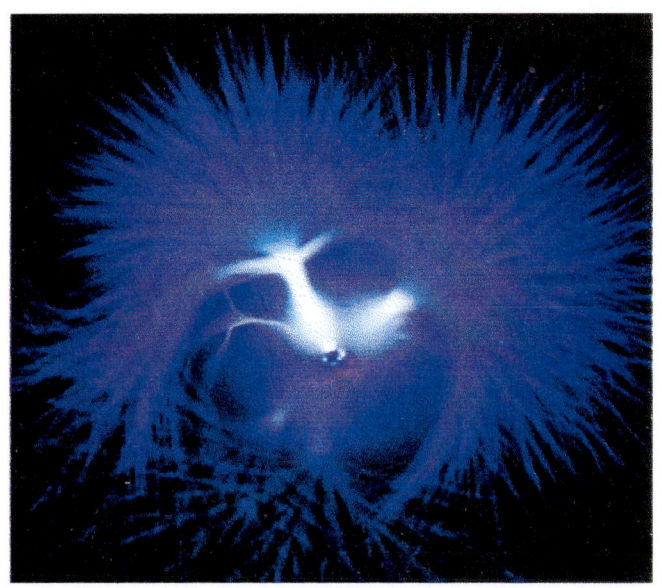

Abb. 67: Lachesis D12

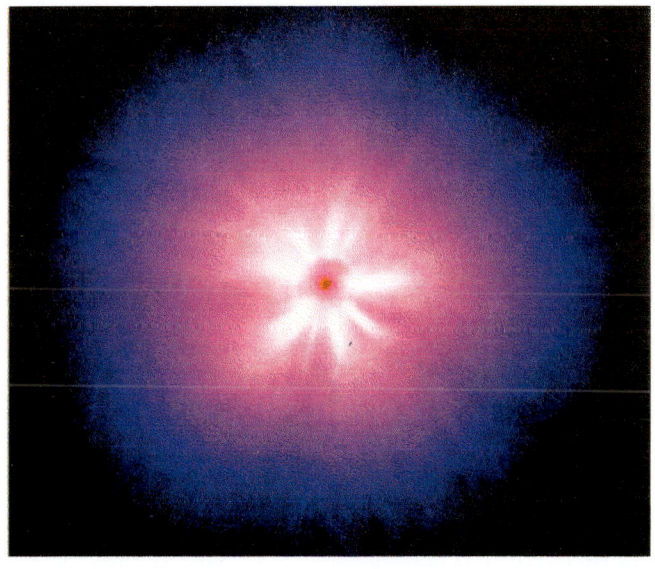

Abb. 68: Nux vomica D12

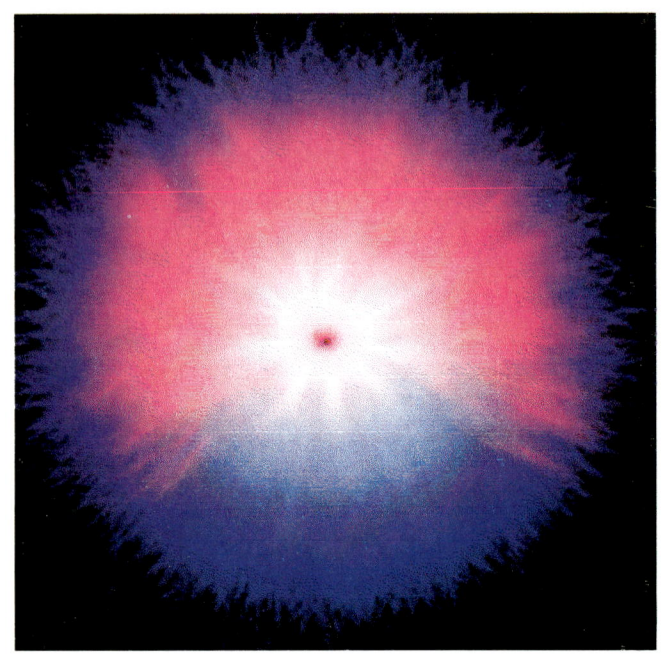

Abb. 69: Ruta D6

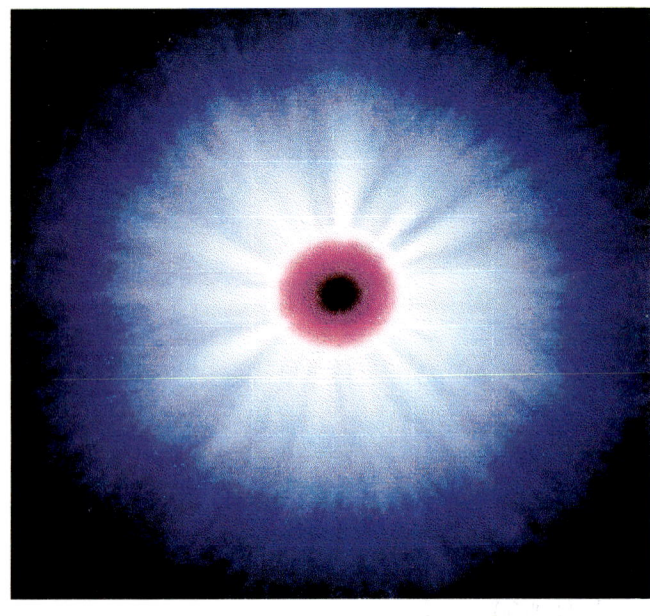

Abb. 70: Spongia LM30

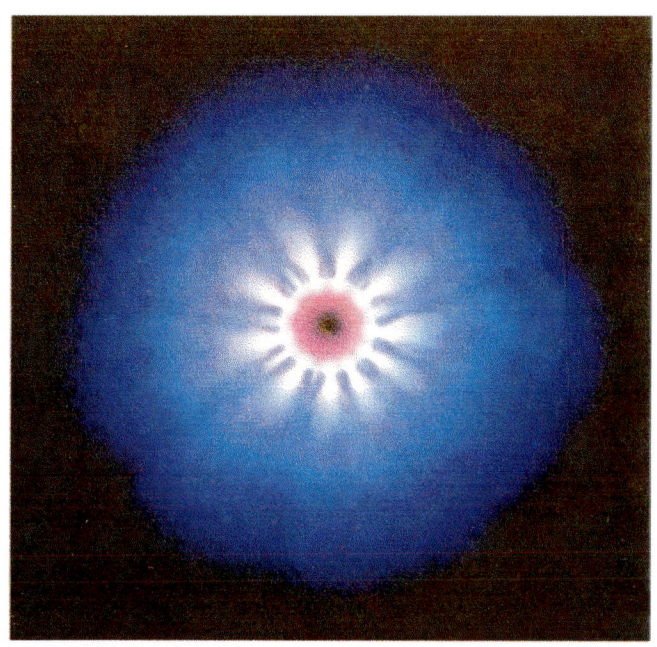

Abb. 71: Vinca minor Ø

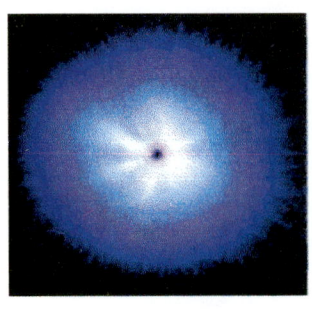

Normales Blut

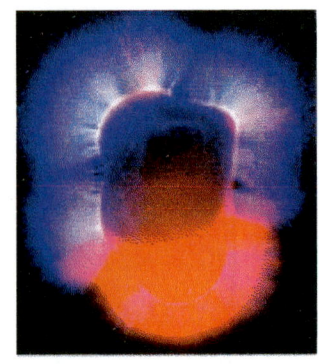

Hypophysenadenom

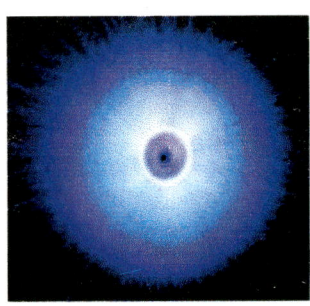

Nach Gabe von Sulfur D30

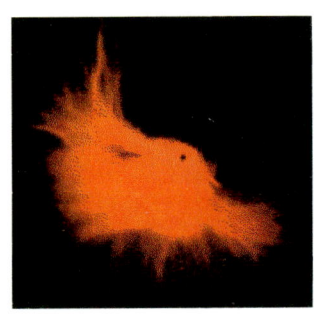

Nach Chemotherapie (Endoxan)

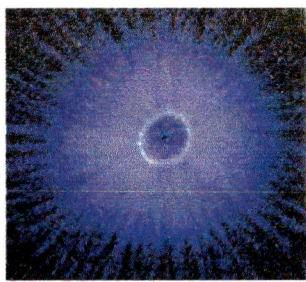

Nach Gabe von Sulfur D1000

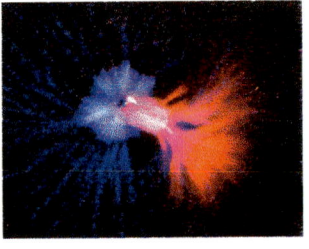

Nach Behandlung mit homöopathisch
aufbereitetem Schlangengift

Abb. 72: Colorplate-Strahlungsbilder von Blut

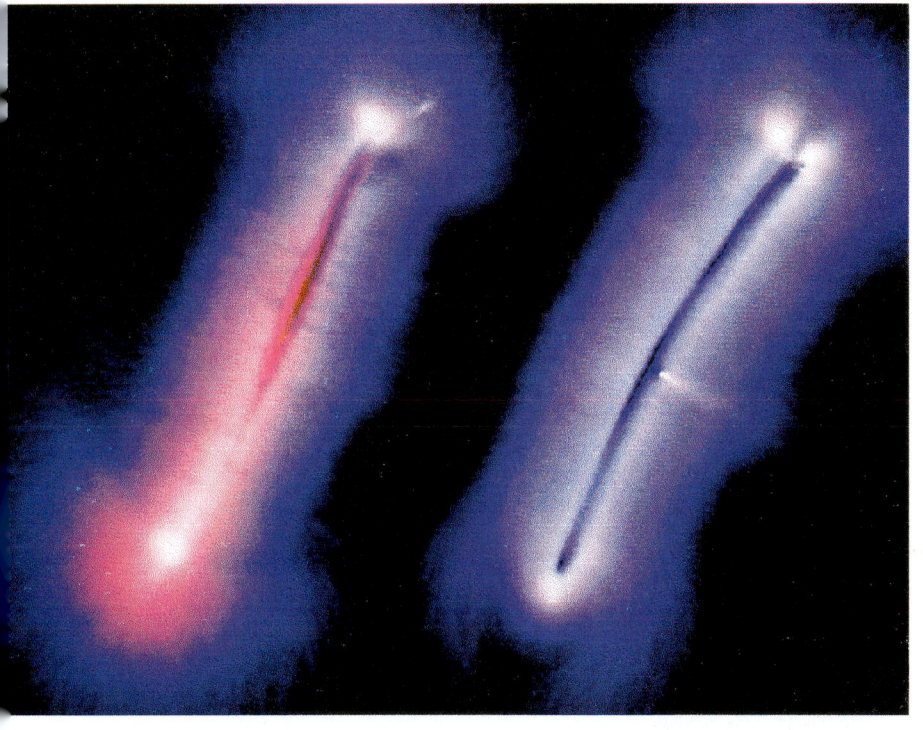

Abb. 73: Kranke (links) und gesunde (rechts) Fichtennadel

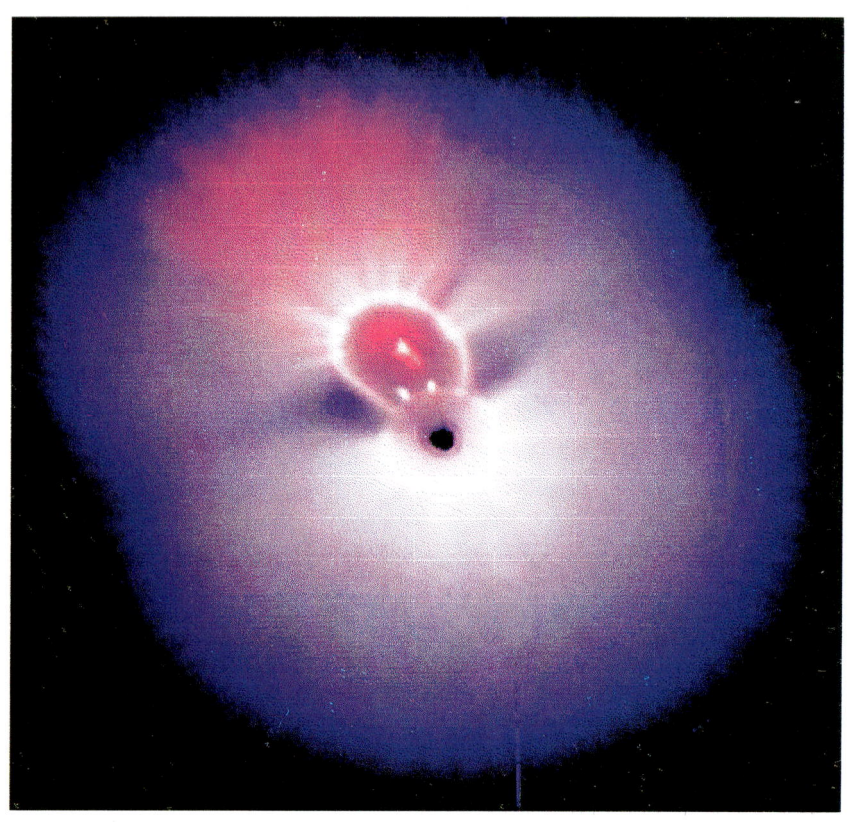

Abb. 74: Chestnut Bud

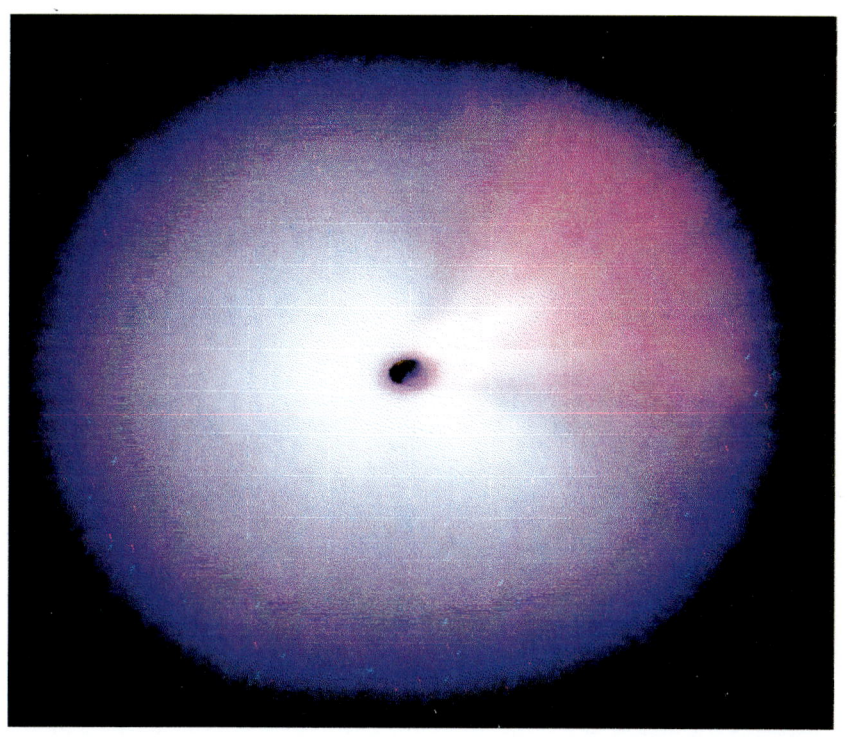

Abb. 75: Pine

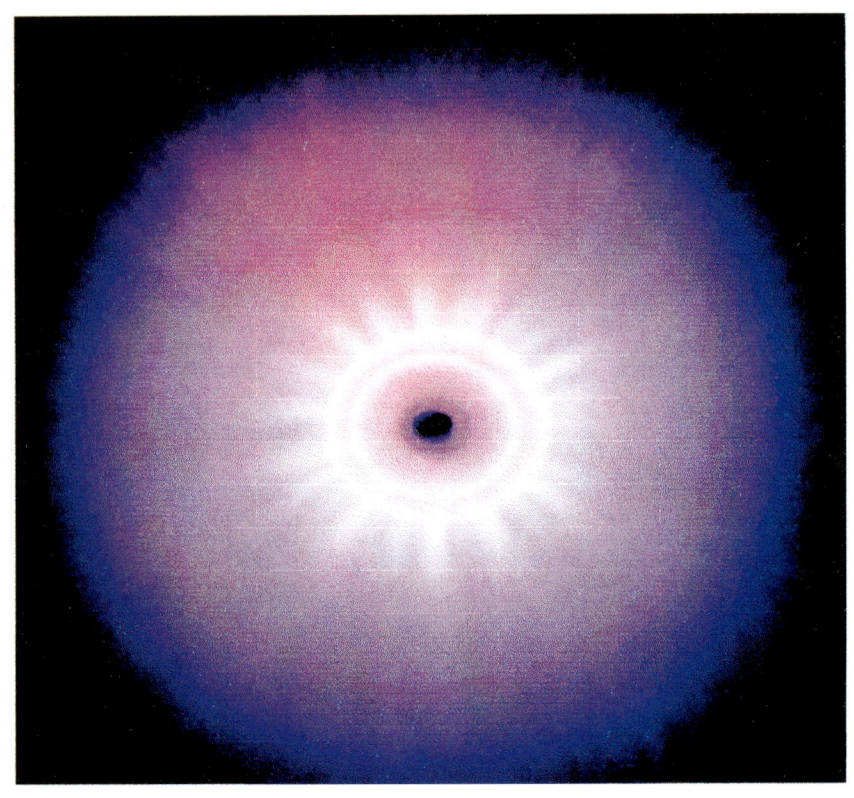

Abb. 76: Scleranthus

kundlich orientierten Arzt beraten läßt. Erst wenn der Patient alle Risiken, Vor- und Nachteile von Diagnose und Therapiemöglichkeiten verstehen kann, ist er auch in der Lage, selbst seine Entscheidung zu treffen, und kann den Weg gehen, den er für den richtigen hält.

Ist dieser Weg klar, sollte festgelegt werden, was zusätzlich zu den therapeutischen Maßnahmen schnell und möglichst ohne Risiko getan werden kann. Hier bietet sich zum Beispiel die Umstellung auf vollwertige Kost an. Die Bezeichnung vollwertig bedeutet keinesfalls vegetarisch! Unter vollwertig verstehe ich eine Nahrung, die noch ihren vollen biologischen Nährwert besitzt; das heißt, sie ist weder mit chemischen Mitteln oder Bestrahlung behandelt und vor allen Dingen frisch. Diese Nahrung erhalten Sie in den entsprechenden Fachgeschäften und bei bestimmten Bauern, die sich auf den »ökologischen« Anbau ihrer Produkte spezialisiert haben.

Hervorragend bewährt hat sich bei Krebs die Ernährung nach Dr. Johanna Budwig. In fast zwei Jahrzehnten haben wir verblüffende Ergebnisse mit dieser Kost erreichen können. Ich kann daher Dr. Budwigs Buch *Die Öl-Eiweiß-Kost* bestens empfehlen (siehe hierzu auch das Kapitel über die richtige Ernährung). Jeder, der diese Kost zu sich nimmt, wird nach kurzer Zeit die kräftigende und gesundheitsfördernde Wirkung verspüren. Bei der Öl-Eiweiß-Kost braucht der Körper keine langen Umgewöhnungszeiten, sie stellt eine Ernährungsart dar, die dem Europäer bekommt, schmeckt und sich auch gut mit unserem Klima vereinbart (vier Jahreszeiten, Temperaturen usw.). Fernöstliche Diäten berücksichtigen diesen wichtigen Faktor bei uns nicht und sind daher für Krebskranke nur mit Einschränkungen bzw. Ergänzungen anwendbar.

Von Anfang an dürfen möglichst keine Fehler bei der Auswahl der therapeutischen Maßnahme und den einzelnen Anwendungen gemacht werden, da in den meisten Fällen eine spätere Korrektur nicht mehr möglich ist. Es ist gut, wenn der Patient konsequent seinen von ihm ausgewählten Weg geht und sich nicht von allerlei »Tips«, die meistens eh nichts taugen, verunsichern läßt. Dieser erste Schritt dient auch gleichzeitig der Verbesserung seiner »angeschlagenen« psychischen Situation, die bei jedem Krebskranken eine entscheidende Rolle für das Krankheitsgeschehen wie für die Genesung spielt.

In der klassischen Medizin werden überwiegend operative Maßnahmen, Bestrahlungen, Chemotherapie oder Interferone angewandt. Alternativ dazu bietet die Naturheilkunde viele bewährte Möglichkeiten zur Behandlung von Krebs, zum Beispiel: Ernährungstherapie, orthomolekulare Therapie (siehe weiter unten), Phytotherapie, Therapie mit Eigenhämolysaten, Ausleitungsmaßnahmen, Homöopathie, verschiedene Sanierungsmöglichkeiten bei chronischen Erkrankungen, Sauerstofftherapie, Entspannungstechniken oder bioenergetische Therapiemethoden.

Im Gegensatz zur biologischen Krebstherapie, bei der man versucht, die gesunden Zellen so zu stärken, daß diese die Krebszellen vernichten und abbauen können, wirken die Methoden der klassischen Medizin auf eine Vernichtung der Krebszellen durch Zellgifte oder Bestrahlung hin. Dies beeinflußt natürlich auch gesunde Zellen; das heißt, der Patient, der eine Chemotherapie bzw. Radiotherapie bekommt, muß zum Teil erhebliche Nebenwirkungen in Kauf nehmen. Wegen der verschiedenen Ansatzpunkte von Chemotherapie, Bestrahlung usw. und den Methoden der Naturheilkunde ist es nicht sinnvoll, diese zu kombinieren! Es ist allenfalls eine »Kombination in aufeinanderfolgenden Intervallen« möglich. Das heißt, man kann nach einer Chemotherapie eine biologische Therapie anschließen. Dies gilt aber nicht generell, und man sollte sich diesbezüglich unbedingt von einem erfahrenen Therapeuten beraten lassen.

Weitere Maßnahmen

Das Thema Wasseradern, Störfelder aus der Erde usw. sollte man nicht auf die leichte Schulter nehmen. Es gibt genügend Hinweise, daß solche »Störfelder« schwerste Krankheiten auslösen können. Lassen Sie von einem (besser von zwei verschiedenen) erfahrenen Radiästheten Ihren Schlafplatz austesten. Nicht immer, aber oft ergeben sich hier wichtige Hinweise zur Entstehungsgeschichte der Krankheit, die auch für den Therapeuten wichtig sein können (siehe das Kapitel über Radiästhesie).

Bei der Therapie von Krebserkrankungen haben sich darüber hinaus folgende begleitende Maßnahmen bewährt, die sich natürlich auch schon zur Vorbeugung eignen:

- Umstellung auf Vollwertkost bzw. Öl-Eiweiß-Kost (Dr. Budwig, siehe oben),
- Herdsanierung (Zähne, Amalgam, chronische Entzündungen usw.),
- kein Fleisch essen,
- keinen weißen Zucker,
- kein weißes Mehl und
- keine chemischen Konservierungsstoffe verzehren, auch
- keine gekaufte Tiefkühlkost, bei der nicht hundertprozentig sichergestellt ist, daß diese nicht schon einmal aufgetaut war oder daß sie keine Salmonellen enthält,
- Aufregungen auf ein Mindestmaß beschränken,

147

- wenn nötig, Senkung des Blutzuckerspiegels,
- auf gute Raumklimatisierung und
- geregelte Verdauung achten.

Vor allem letzteres ist sehr wichtig, denn ein intakter Verdauungstrakt ist die Voraussetzung für eine gute Stoffwechselfunktion. Da der Organismus beim Krebsgeschehen massiv durch körpereigene Toxine belastet ist, muß eine schnelle Entgiftung erfolgen. Die kann aber nur geschehen, wenn die Flora des Darms in Ordnung ist. Bei Umstellung auf vollwertige biologische Kost ist daher in den ersten drei Tagen eine Entschlackungseinleitung ratsam. Diese kann man zum Beispiel folgendermaßen vornehmen: täglich 250 Gramm Linomel (ein Leinsaatgranulat, das mit Honig versiegelt ist) und eine Flasche Fermentgoldsaft (Papayasaft von der Firma Schmid, Freudenstadt) einnehmen; morgens um 10 Uhr ein Glas frischgepreßten Möhrensaft trinken, zusätzlich dreimal täglich ein warmes Getränk wie Kräutertees, Tee von Zinnkraut und Schafgarbe, am besten gesüßt mit Honig. Anschließend kann dann auf vollwertige Kost umgestellt werden, wobei man anfangs noch auf blähende Gemüse, zum Beispiel Kohl, verzichten sollte.

Der Krebskranke benötigt größere Mengen an Vitaminen und Mineralien. Es ist daher erforderlich, daß der Bedarf durch zusätzliche Gaben gedeckt wird. In der Regel sind dies die Vitamine C, A, E, B_1, B_2, B_3, B_{13} und Spurenelemente wie Selen, Zink, Molybdän und andere mehr. Die Zusammenstellung dieser Stoffe, bei der es Tausende von Möglichkeiten gibt, kann nur ein erfahrener Therapeut vornehmen und ist von Patient zu Patient verschieden.

Die richtige Ernährung

Nahrungsmittel sind lebensnotwendige und gesunderhaltende Stoffe, die dem Menschen ständig in ausreichender und naturbelassener Form zugeführt werden müssen. In den letzten fünfzig Jahren haben unsere Nahrungsmittel jedoch permanent an Qualität eingebüßt. Es erreichen uns immer wieder neue Hiobsbotschaften über Schadstoffe in Lebensmitteln, die für den Menschen gesundheitsgefährdend sind. Von Bestrahlungen einmal abgesehen, belasten Schwermetalle, Pestizide, Herbizide, Konservierungsstoffe, Pilze und andere schlimme Substanzen unsere Nahrungsmittel.

Bedingt durch Massenanbau, Bestrahlung und Begasung enthalten sie immer weniger Vitalstoffe. Die natürliche Beschaffenheit und Zusammensetzung von lebenswichtigen Biokatalysatoren hat sich zum Teil so verändert, daß sie die erforderlichen Wirkungen nicht mehr erbringen können.

Es wundert daher nicht, daß Mangelerscheinungen und unter Umständen genetische Veränderungen von Generation zu Generation zunehmen und die Anfälligkeit zur Krankheit ständig steigt. Die Reserven des Körpers erschöpfen sich dann vor allem zwischen dem vierzigsten und fünfzigsten Lebensjahr, so daß allgemein ein Anstieg zu Krankheiten in diesem Lebensabschnitt zu verzeichnen ist.

In jüngerer Zeit zeigt sich erfreulicherweise ein zunehmendes Gesundheitsbewußtsein. Man legt wieder mehr Wert auf gesunde und saubere Nahrungsmittel. Der Trend zur Naturmedizin ist überdeutlich, zumal die Erfolge auch bei schwersten Erkrankungen heute nicht mehr geleugnet werden können. Der Mensch will wieder gesünder leben. Diese Tendenz ist auch erkennbar an der immer stärkeren Präsenz der Bioläden und Bioabteilungen in Großkaufhäusern.

Doch die Beschaffung von wirklich gesunder und guter Biokost stellt sich immer mehr als ein großes Problem dar. Überdüngung, Schadstoffbelastung sowie saurer Regen stellen auch für den biologisch orientierten Hersteller wohl auf lange Zeit das größte Problem dar, das in Zukunft als Gemeinschaftsaufgabe gelöst werden muß.

Die Säure-Basen-Regulation im Organismus

Im Organismus geschieht die Verteilung von Säuren und Basen durch ein biologisch regulierendes System. Hierbei wird das Zell- und Grundgewebe gering sauer und das Blut etwas alkalisch gehalten. An der Regelung sind sogenannte Puffersysteme beteiligt, die jeweils im Blut, in der extrazellulären Flüssigkeit und im mesenchymalen Grundgewebe tätig werden.

Diese Regelungen kann man auch als langsame Schwingungsvorgänge im Körper bezeichnen, wobei kleinste Potentialunterschiede von hoher Bedeutung sein können. Kippen diese Säuren-Basen-»Schaukelbewegungen« aus ihrem normalen Rhythmus, zum Beispiel durch falsche Ernährung, kann dies zu schwerwiegenden Folgen für die Gesundheit führen.

Als Beispiel soll die Darstellung der Schwankungen der Basen-Säure-Verhältnisse bei der Harnausscheidung dienen. Ich wähle diese Methode deshalb, weil sie am leichtesten von jedermann überprüfbar bzw. nachvollziehbar ist. Für diesen Test benötigt man lediglich ein Spezialtestpapier der Firma Merck, Nr. 9557, oder ein ähnliches Papier.

Im Normalzustand, das heißt, wenn die Harnorgane normal funktionieren und eine ausgeglichene Ernährung gewährleistet ist, liegt der pH-Wert des Harns zwischen 5,0 und 8,0. Die Werte schwanken in einem bestimmten Tagesrhythmus. Die Grafik 21 zeigt Beispiele von Verlaufsformen, wobei der Morgenharn immer sauer ist (pH 5,5). Nach den Mahlzeiten steigt der pH-Wert,

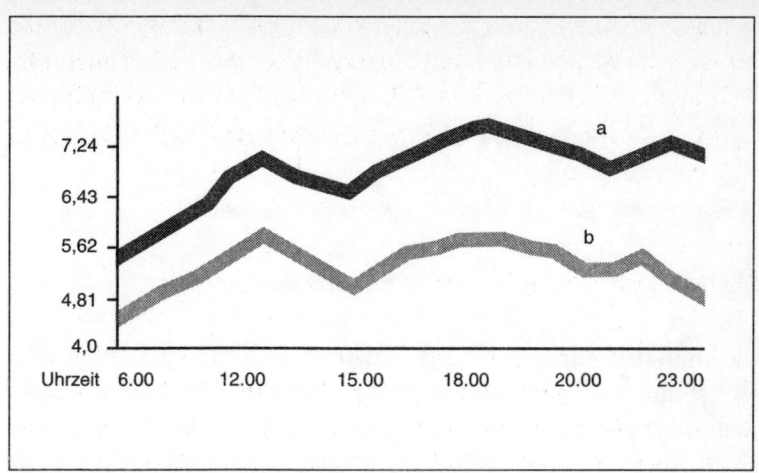

Grafik 21: Der pH-Wert in Abhängigkeit von der Uhrzeit

um dann nach dem Verdauungsvorgang wieder etwas zu fallen, allerdings nicht auf das Niveau vom Morgen. In der Regel pendelt sich dieser Effekt bis zum Abend auf einen pH-Wert um 7 ein. Die Schwankungen geben Aufschluß über die Pufferfähigkeit des Körpers hinsichtlich der Basen-Säure-Regulation. Die Kurve a stellt eine normale Regulation dar. Kurve b zeigt nur noch eine sehr schwache Pufferfähigkeit. Dies ist besonders bei degenerativen Erkrankungen der Fall. Hier ist dringend therapeutische Hilfe anzuraten (diätetische Maßnahmen, Entgiftung und Anregung von Leber, Nieren, Darm und Lunge, Verbesserung der Sauerstoffaufnahme).

Für denjenigen, der in Form einer Kostumstellung regulierende Maßnahmen ergreifen möchte, habe ich als kleine Hilfe eine Tabelle erstellt. Sie zeigt eine Anordnung der Nahrungsmittel, von oben beginnend mit schwach regulierender Wirkung, nach unten fortlaufend mit stärker werdender Wirkung. Auf der linken Seite sind die alkalisierenden Nahrungsmittel aufgeführt und

151

rechts die säuernden. Die durch Leerzeilen gekennzeichneten »Grüppchen« in der Tabelle bedeuten, daß diese Nahrungsmittel annähernd die gleiche Wirkung haben. Man kann hier sozusagen auswählen, was am besten zum Essen paßt.

Schwach alkalisch	*Schwach säuernd*
Äpfel	Erbsen (getrocknet)
Birnen	Haselnüsse
Bohnen (weiße)	Hirse
Buttermilch	Mandeln
Champignons	
Erdbeeren	Artischocken
Heidelbeeren	Camembert
Johannisbeeren	Corn-flakes
Joghurt	Emmentaler
Kohlrüben	Kabeljau
Kürbis	Limburger Käse
Knoblauch	Maisstärke
Meerrettich	Parmesan
Molke	Preiselbeeren
Moosbeeren	Rahmkäse
Paprika (grün)	Reisstärke
Rotkohl	Vollkornbrot
Sauerkirschen	Zwieback
Schwarzwurzel	
Wassermelonen	Aal
Zwiebeln	Forelle
	Flunder
Ananas	Gans
Aprikosen	Hammel
Blumenkohl	Heilbutt
Brunnenkresse	Hummer

Bananen	Knäckebrot
Brombeeren	Leber
Datteln	Margarine
Endiviensalat	Niere
Grapefruit	Seelachs
Himbeeren	Weißbrot
Johannisbeeren	
Kuhmilch	Flußlachs
Magermilch	Gerste
Pfifferlinge	Graubrot
Pfirsiche	Haferflocken
Pflaumen	Hase, Kaninchen
Rahm	Hecht
Rettich (schwarz)	Teigwaren (Weißmehl)
Radieschen	Roggen
Sauerkraut	Rotzunge
Steinpilze	Reis
Süßkirschen	Schweinefleisch
Sahne	Schleie
Schafsmilch	Weizen
Traubensaft	
Tomaten	Eigelb
Zitronensaft	Erdnüsse
Ziegenmilch	Handkäse
Zwetschgen	Linsen, getrocknet
	Paranüsse
Apfelsinen	Quark
Gurken	Reis (ungeschält)
Kartoffeln	Schellfisch
Kohlrabi	Zander
Kopfsalat	
Maronen	Ente
Porreeknollen	Gerstengrütze

153

Schlehen	Gerste
Schnittlauch	Huhn
Stachelbeeren	Hirsch
Sellerieblätter	Kalb
Trauben	Reh
Zichorie (Wurzel)	Rind (roh)
Zuckerrüben	
Bohnen (weiße)	Colagetränke mit
Hagebutten	Industriezucker und Phosphor-
Karotten	gehalt
Lauchblätter	
rote Bete	
Sellerie (Knollen)	
Topinambur	
Dill	
Löwenzahn	
Melasse	
Mandarinen	
Spinat	
getrocknetes Obst	
(Bananen,	
Datteln,	
Feigen)	
Oliven	

Stark alkalisch	*Stark säuernd*

Es bestehen oft falsche Auffassungen über die Wirkung von sauren oder süßen Nahrungsmitteln. Sauer schmeckende Nahrungsmittel müssen nicht unbedingt eine säuernde Wirkung im Organismus haben und umgekehrt. Maßgebend für diese Wirkungen sind die in den Nahrungsmitteln enthaltenen Spurenelemente bzw. Mineralstoffe. So wirken alle Nährstoffe, in denen Natrium, Kalium, Magnesium usw. vorkommen, basisch (alkalisierend). Nahrungsmittel, die Phosphor, Schwefel, Chlor usw. enthalten, wirken dagegen säuernd. Colagetränke enthalten zum Beispiel meist große Mengen an Industriezucker und Phosphor und sind damit starke »Säurebildner« im Organismus. Bananen mit ihrem hohen Gehalt an Kalium und natürlichen Kohlehydraten wirken dagegen stark basenbildend.

Zusammenfassung: gesunde Ernährung

Gesunde Ernährung ist gleichzusetzen mit Vollwerternährung. Das bedeutet nicht Verzicht und Diät, sondern »nur« die bedachte Auswahl und der Verzehr von Nahrungsmitteln, die möglichst naturbelassen und pflanzlicher Herkunft sind. Das heißt nicht vorverarbeitet oder gar chemisch verändert, sondern mit dem vollen Wert des Natürlichen. Jede Verarbeitung vermindert den Gehalt an Vitalstoffen (Vitamine, Mineralien und Spurenelemente) und Energie oder bedeutet Zusatz von naturfremden Substanzen.

Was sollte man auf jeden Fall meiden?

Abgesehen von vorverarbeiteter Kost (Fertig- oder Halbfertiggerichte) sind es vor allem vier Nahrungsbestandteile, die der Gesundheit abträglich sind:

- Industriezucker,
- Weißmehl,
- Schweinefleisch und
- gehärtete Fette.

Raffinierter Zucker und Weißmehl sind Kunstprodukte unserer Nahrungsmittelindustrie, die in der Natur nicht vorkommen und auf die unser Organismus nicht eingestellt ist. Sie enthalten fast nur Glukose bzw. Kohlenhydrate ohne die Vitalstoffe, die in der Ausgangspflanze vorhanden sind. Zur »Verstoffwechselung« jeglicher Energieträger braucht der Organismus jedoch Hilfsstoffe wie zum Beispiel Vitamine als Werkzeuge. Da aber Zucker und Weißmehl keine eigenen Hilfsstoffe haben, muß der Körper seine Reserven verbrauchen. Für die meisten Vitamine kann der Mensch keine Depots anlegen, so daß er mit der Zufuhr von leeren Kalorien nur sehr schlecht zurechtkommt, also stark belastet wird. Darüber hinaus wird die Bauchspeicheldrüse sehr stark beansprucht und die Darmflora nachhaltig geschädigt. Dies sind nur einige wenige Beispiele für Probleme, die der Genuß von Zucker und Weißmehl mit sich bringt.

Der Verzehr von Schweinefleisch kann sich sehr nachteilig auf den menschlichen Organismus auswirken. Hauptgrund hierfür sind die im Fleisch reichlich vorhandenen sogenannten Sutoxine, Stoffwechselprodukte im Schweinegewebe, die im Menschen eine krankheitserzeugende Wirkung entfalten können. So kann Schweinefleisch als einer der Hauptverursacher von Krebs, Rheuma, Arthritis, Arteriosklerose, Gicht, eitrigen Hauterkrankungen und vielen anderen Krankheiten angesehen werden.

Andere Fleischsorten werden aus Sicht der Vollwerternährung nicht so strikt abgelehnt, aber es wird grundsätzlich ein sehr gemäßigter Verzehr (maximal einmal pro Woche) empfohlen.

Gehärtete Fette sind ebenfalls Kunstprodukte, die allenfalls noch Bedeutung für die Zufuhr an Kalorien haben. Der energetische Wert und die Eigenschaft als wichtige Zellbausteine, die kaltgepreßte, hochwertige Öle auszeichnet, ist ihnen fast völlig verlorengegangen.

Welche Nahrungsmittel sind besonders zu empfehlen?

Der Mensch braucht zur Bereitstellung der Energie vor allem Kohlenhydrate und Fette. Zum Aufbau und zur Regeneration benötigt er Eiweiß (Protein) bzw. Aminosäuren, Mineralstoffe und Metalle, etwa Eisen für die Blutbildung. Als »Werkzeuge« für alle Lebensvorgänge sind zum Beispiel die Vitamine und Spurenelemente unentbehrlich. Nur eine harmonische Zufuhr all dieser Substanzen gewährt ein gesundes Funktionieren des Organismus. Bis auf Protein sind diese Vitalstoffe in naturbelassenen Nahrungsmitteln pflanzlicher Herkunft reichlich enthalten. Von besonderem Wert sind Vollkorn, grünes Gemüse, Obst, kaltgepreßte Öle (Leinöl, Sonnenblumenöl) und Nüsse. Bei geeigneter Kombination verschiedener Pflanzenprodukte (zum Beispiel Reis und Hülsenfrüchte) ist auch der Bedarf an Protein bzw. essentiellen Aminosäuren (also solchen Aminosäuren, die sich der Körper aus anderen Substanzen herstellen kann) deckbar. Jedoch erfordert dies einiges Wissen und Erfahrung. Daher ist es sinnvoll, den Proteinbedarf aus tierischen Produkten zu ergänzen. Das sind vor allem vergorene Milchprodukte wie Joghurt, Quark und Sauermilch sowie Eier.

Im Durchschnitt braucht der Mensch zirka ein halbes Gramm Eiweiß pro Tag und pro Kilogramm Körpergewicht. Als vollwertiger Ersatz für tierisches Eiweiß kann Sojaprotein angesehen werden. Sojaprotein enthält wie tierisches Eiweiß alle essentiellen Aminosäuren. Man sollte über die Menge hinaus kein Protein zu sich nehmen, da es lediglich in Energie umgewandelt wird, wobei zum einen der Sauerstoffverbrauch erhöht wird, zum anderen Abfallstoffe wie etwa Harnsäure gebildet werden. (Bei der Verbrennung von Zucker und Fett entstehen dagegen nur Wasser und Kohlensäure.)

Getränke

Wie beim Essen gibt es natürlich auch bei den Getränken gesunde und weniger gesunde oder sogar schädliche. Zu den letzteren gehören alle, die einen Zuckerzusatz haben, beispielsweise Colagetränke, Limonaden und gesüßte Fruchtsäfte, sowie Instantgetränke und Spirituosen. Weniger empfehlenswert, aber in Maßen genossen nicht so problematisch sind Kaffee, Alkohol, schwarzer Tee und Kakaogetränke. Bei Alkohol sollte man trockenem Wein und Hefeweizenbier den Vorzug geben. Sehr empfehlenswert sind (kontrollierte) Quellwasser oder Mineralwasser, ebenso frisch gepreßte Obst- und Gemüsesäfte. Milch ist eher Nahrungsmittel als Getränk. Ihr Wert für den Menschen ist umstritten. Besser sind auf jeden Fall Milchprodukte wie Joghurt, Kefir und Quark. Wenn man Milch trinken möchte, sollte sie aber auf jeden Fall frisch und unbehandelt sein, am besten Vorzugsmilch (streng kontrollierte Rohmilch).

Die richtige Zubereitung

Bei den meisten Formen der Zubereitung von Lebensmitteln wie Kochen, Zermahlen, Backen (auch Einfrieren) usw. werden Teile der wertvollen Inhaltsstoffe durch Hitze und Oxidation verändert oder zerstört. Andererseits werden viele Nahrungsmittel erst durch die Bearbeitung genießbar. Der Mensch besitzt keine Enzyme, mit denen er die Hülle einer Pflanzenzelle aufspalten und damit den Inhalt erschließen kann. Daher kann leichtes Andünsten von Gemüse (was Zellen zum Platzen bringt) sogar dessen Nährwert verbessern. Richtig ist es – wie meistens im Leben –, soviel wie nötig und so wenig wie möglich zu bearbeiten.

Das richtige Essen

Wie oben schon gesagt wurde, kommt der Mensch allein durch seine Verdauungsenzyme nicht an die wertvollen Inhaltsstoffe der pflanzlichen Zelle. Daher ist es wichtig, die Zellmembran mechanisch, also durch Kauen aufzubrechen. Gutes Kauen vergrößert die Angriffsfläche für die Verdauungssäfte und damit wiederum die Ausnutzung der Nährstoffe. Unverdaute Nahrungsbestandteile werden im Dickdarm von Bakterien verstoffwechselt und können zu Blähungen, Völlegefühl und letztendlich auch zu einer Störung der Darmflora führen.
Ein wichtiges Prinzip sollte sein, das Essen in Ruhe und Harmonie einzunehmen. Streß und Ärger legen den Verdauungstrakt lahm. So bleibt das Essen länger im Magen liegen und gelangt schließlich schlecht verdaut in den Dickdarm, wo es durch die Bakterien vergoren wird.

Ernährung als Therapie

»Der Tod liegt im Darm« heißt es im Volksmund. Eine große Zahl an Krankheiten wie Krebs, Rheuma, Arthritis entstehen zu einem erheblichen Teil durch unausgewogene oder schlechte Ernährung. Diese können dann natürlich auch nur geheilt werden, wenn die Ernährung ganz konsequent umgestellt wird. In einem solchen Fall ist die Ernährung ein Teil der Therapie.

Folglich müssen hier viel strengere Maßstäbe angesetzt werden.

Jede Form der Nahrung, die in irgendeiner Weise belastend sein könnte, muß gemieden werden (strenges Fleischverbot, kein raffinierter Zucker oder Weißmehl). Dafür sind andere Nahrungsmittel zu bevorzugen, die dem Körper lebenswichtige Vitalstoffe und Energie zuführen (Rohkost, ganz besonders kaltgepreßte Öle mit einem hohen Anteil an ungesättigten Fettsäuren wie Leinöl und Sonnenblumenöl). Beim Einsatz der Ernährung als Therapie reicht es nicht aus, sich an so allgemeine Empfehlungen wie in diesem Abschnitt zu halten. Man sollte sich unbedingt einige Literatur dazu besorgen, die sowohl die Hintergründe der Ernährungstherapie beleuchtet als auch praktische Anleitungen und Rezepte liefert, beispielsweise das bereits erwähnte Buch über die Öl-Eiweiß-Kost von Dr. Johanna Budwig.

Essen ist auch Genuß und Lebensfreude

Ein gutes Beispiel für einfaches und gutes Essen bietet die mediterrane Küche. Was die moderne Ernährungsmedizin heute zu entdecken glaubt, ist in der südländischen Küche seit vielen Generationen Tradition.
Schlichte Gerichte mit frischen, natürlichen Produkten raffiniert und schonend zubereitet sind an der Tagesordnung. Wer nur an Pizza und Spaghetti denkt, ist schlecht informiert; vielmehr sind frisches Obst, Gemüse, Fisch und Olivenöl die Hauptbestandteile der sehr geschmackvollen und gesunden mediterranen Kost. Sie enthält mehr Kohlehydrate, weniger Fett, wenig tierisches Eiweiß, mehr Vitamine, Spurenelemente und ungesättigte Fettsäuren. Zubereitet mittels Grillen oder Dünsten, mit reichlich Kräutern, Pfeffer, Paprika, Knoblauch,

Zwiebeln und Zutaten wie Balsamessig, aber wenig Salz, machen diese Speisen zu gesunden Köstlichkeiten.

Die Art zu essen läßt dieses jeden Tag zu einem kleinen Fest werden. Man genießt, lacht, trinkt mit der Familie oder mit Freunden, man nimmt sich viel Zeit und ißt mehrere kleine Portionen. Man genießt das Leben.

Tatsächlich zeigen Statistiken, daß in südlichen Ländern wesentlich weniger Herz-Kreislauf-Erkrankungen, Blutfetterkrankungen und Krebs auftreten. So kann zum Beispiel in Spanien das niedrigste Brustkrebsaufkommen bei Frauen im Vergleich zu ganz Europa registriert werden.

Wußten Sie schon, daß Nudeln aus Hartweizengrieß eine vollwertige Nahrung sind? Hartweizengrieß wird aus besonderem Weizen hergestellt, der auf rauhen, sonnigen Böden – vor allem in Sizilien, Sardinien und Apulien – gedeiht. Dieser Weizen hat eine andere physiologische Zusammensetzung als normaler Weichweizen. Die besondere Verarbeitung des Getreides, bei der das gesamte Korn inklusive Keimling Verwendung findet, gewährleistet die Erhaltung wertvoller Spurenelemente und Vitalstoffe wie Proteine, Fette, Kohlehydrate, Vitamine und Aminosäuren (und das sogar ohne Konservierungsstoffe!). Nudeln aus Hartweizengrieß sind daher eine vorzügliche Vollwertnahrung.

Die orthomolekulare Therapie

Die orthomolekulare Therapie (griechisch *orthós* = »richtig«) ist keine Behandlungsform mit Arzneimitteln, sondern der gezielte Einsatz von essentiellen Nahrungsbestandteilen, also Substanzen, die der Organismus unbedingt für ein normales Funktionieren braucht. Das sind vor allem Vitamine, Spurenelemente und Mineralien, aber auch Ballaststoffe, Proteine, Lipide, Koh-

lehydrate, Enzyme, gewisse Fettsäuren, hauptsächlich die ungesättigten. Da bei zahlreichen Krankheiten ein Defizit an diesen Substanzen besteht bzw. Mangel oder Dysbalance Ursache
für die Erkrankung sind, werden diese Stoffe in weit höheren
Dosierungen als allgemein empfohlen verabreicht. Dazu
kommt, daß vor allem Vitamine, und hier wiederum erstrangig
das Vitamin C, aktiv in einen Krankheitsprozeß eingreifen können und somit im weitesten Sinne Medikamente sind. Kein
Heilungsprozeß kann richtig ablaufen, wenn die »Bausteine
und Werkzeuge« für die Regeneration nicht ausreichend vorhanden sind. Daher ist in der Rekonvaleszenz zumindest eine
begleitende orthomolekulare Therapie immer angezeigt. Ansonsten sollte durch eine ausgewogene und vollwertige Ernährung für eine geregelte und ausreichende Zufuhr der essentiellen Nahrungsbestandteile gesorgt werden.
Bei manchen Erkrankungen kann eine orthomolekulare Therapie schon alleine zum Erfolg führen. In der Regel ist sie aber nur
eine Begleitmaßnahme, um die Regenerationsfähigkeit des
Körpers zu verbessern (siehe etwa das Beispiel des Roemheld-
Patienten auf S. 44).
Risiken bestehen nur bei einer hochgradigen Überdosierung einiger Vitamine (Vitamin A und D) und Spurenelemente (Selen).
Ansonsten hat die Therapie nur Vorteile.

Wichtige Vitamine

Vitalität, Gesundheit und Vitamine werden heute unbestritten
als zusammenhängende Begriffe angesehen. Die Zuführung
von Vitaminen, so weiß man, ist eine wichtige Voraussetzung für
körperliche und geistige Fitneß. Vitamine erhalten die normale
Funktion unseres Körpers und sind organische Substanzen, die
bis auf wenige Ausnahmen nicht vom Körper hergestellt werden

können. Vitamine gelten als wichtige Biokatalysatoren, ohne die ein gesundes Wachstum und Vitalität nicht möglich ist. Erstaunlicherweise benötigen wir diese Stoffe nur in kleinsten Mengen. Wenn aber nur einer dieser Stoffe fehlt, kann das auf die Dauer katastrophale Folgen für die Gesundheit haben. Wie schon gesagt, Vitamine sind Biokatalysatoren, die bestimmte Funktionen, Regulationen oder Aktionen in Schwung bringen können. Das heißt, sie sind nicht der »Treibstoff«, sondern nur der »Zündfunke« zum Starten einer Aktion.

Mit der Nahrung werden Vitamine meist gar nicht in reiner Form aufgenommen, sondern in Vorstufen, den sogenannten Provitaminen. Diese werden wiederum durch enzymatische Vorgänge in die eigentlichen Vitamine umgewandelt.

Andererseits sind für die Wirksamkeit der Vitamine auch noch Spurenelemente notwendig, die aber in vollwertigen Nährstoffen ebenfalls enthalten sind. Voraussetzung für das korrekte Ablaufen dieser »Regelvorgänge« im Organismus ist die einwandfreie Beschaffenheit der Darmflora. Nur wenn die Zusammensetzung der Darmbakterien stimmt, kann die chemische »Fabrik« im Körper richtig funktionieren.

Ein gesunder Mensch, der sich vernünftig ernährt, braucht eigentlich keine Vitalstoffe zusätzlich einnehmen. Heute trifft diese Voraussetzung aber größtenteils nicht mehr zu, so daß notwendigerweise die Zuführung von Vitalstoffen als sinnvoll erscheint. Es ist ratsam, die Zusammenstellung bzw. Dosierung von einem erfahrenen Therapeuten vornehmen zu lassen. Auf keinen Fall sollten irgendwelche Stoffe einfach so, nur weil es die Werbung uns weismachen will, eingenommen werden.

Vitamin A

Vitamin A gehört zu den fettlöslichen Vitaminen. Damit es im Verdauungstrakt absorbiert wird, sind Fette und Mineralstoffe notwendig. Vitamin A kann im Körper gespeichert werden und braucht daher nicht ständig zugeführt werden. Wir unterscheiden zwei Formen von Vitamin A. Einmal kommt es als Renitol vor, das in tierischen Nahrungsmitteln enthalten ist, und als Provitamin A, das Karotin, in pflanzlichen und tierischen Nahrungsmitteln (Beta-Karotin). Vitamin A hilft bei Augenkrankheiten wie Nachtblindheit, schlechtem Sehen und fördert die Bildung von Sehpurpur im Auge. Es steigert das Wachstum, kräftigt Knochen, Haare, Zähne und Zahnfleisch, sorgt für gesunde Haut und hilft bei der Beseitigung von »Altersflecken«. Weiterhin ist Vitamin A sehr hilfreich bei der Behandlung von Schilddrüsenüberfunktion und Emphysemen. Mehr als 50 000 I.E.* täglich sollen nicht über längere Zeit genommen werden, da dies zu Vergiftungserscheinungen führen kann.

Beta-Karotin

Beta-Karotin ist kein Vitamin. Es wird aber im Körper (in der Darmwand) in Vitamin A umgewandelt. Als Antioxidans neutralisiert es freie Radikale im Organismus und kann das Risiko für bestimmte Krebsarten verringern. Beta-Karotin wirkt außerdem vorbeugend gegen koronare Herzerkrankungen.

---

* I.E. = Internationale Einheit. Damit wird eine standardisierte Menge von biologisch aktiven Substanzen bezeichnet. 1 I.E. Vitamin A = 0,3 mg Retinol, 0,344 mg Retinylacetat, 0,6 mg Beta-Karotin, 1,2 mg andere Provitamin-A-Karotinoide.

Die B-Vitamine

Vitamin B₁ (Thiamin)
Dieses Vitamin aus der B-Gruppe ist wasserlöslich. Es muß täglich ersetzt werden, da Überschüsse nicht im Körper gespeichert, sondern ausgeschieden werden. Vitamin B$_1$ verbessert die geistige Leistung, hilft bei der Verdauung, hauptsächlich der Kohlehydrate, und hilft bei Reisekrankheit, Gürtelrose, lindert Schmerzen nach Zahnbehandlungen, unterstützt die Herzfunktionen.

Vitamin B₂
Vitamin B$_2$ ist ebenfalls wasserlöslich und wird nicht im Körper gespeichert. Überflüsse werden ausgeschieden, es muß ständig neu ersetzt werden (essentiell). Vitamin B$_2$ hilft bei spröder Schleimhaut (Lippen, Mund, Genitalien), fördert das Sehvermögen, hilft den Zellen, Kohlehydrate in Energie umzuwandeln, fördert Wachstum und die Produktion von roten Blutkörperchen.
Nach neueren Erkenntnissen hat Vitamin B$_2$ möglicherweise eine abschwächende Wirkung auf andere B-Vitamine. Über genaue Dosierungen gibt es noch viele Unklarheiten.

Vitamin B₃ (Niacin)
Ein wasserlösliches Vitamin der B-Gruppe. Unter normalen Verhältnissen kann der Körper dieses Vitamin selbst herstellen. Es fördert die Verdauung und ist günstig bei Magen- bzw. Darmproblemen. Vitamin B$_3$ kann bei Migräne Linderung bringen, senkt hohen Blutdruck und normalisiert den Kreislauf. Bei der Verwertung der Nahrung ist Vitamin B$_3$ ein guter Helfer, es senkt gleichzeitig Triglyzerid- und Cholesterinspiegel, hält Haut, Nerven und Verdauungssystem gesund.
Nach Meinung des Wissenschaftlichen Lebensmittelausschus-

ses der EU produziert der Körper selbst genügend Niacin. Da die offizielle Definition Vitamine als Stoffe bezeichnet, welche der Körper nicht selbst herstellen kann und daher ständig zugeführt werden müssen, wird Niacin nicht als echtes Vitamin angesehen.

Vitamin B_5 (Pantothensäure)

Vitamin B_5 ist wasserlöslich. Dieses Vitamin ist wichtig für gesundes Zellwachstum und für die Entwicklung des zentralen Nervensystems. Es reguliert lebenswichtige Funktionen der Nebennierendrüsen und hilft bei der Umwandlung von Fett und Zucker in Vitalenergie. Bei der Aktivierung der Antikörper (bei Infektionen), Behandlungen nach Erschöpfungen wie zum Beispiel nach Operationen oder schweren Infekterkrankungen kann Vitamin B_5 sehr hilfreich sein. Es sollte bei einer Darmsanierung (nach Antibiotikagaben) nicht fehlen. Vitamin B_5 ist wichtig für die Verstoffwechselung der Nahrung und wird zur Produktion essentieller Körperchemikalien benötigt.

Vitamin B_6 (Pyridoxin)

Dieses Vitamin, das ebenfalls wasserlöslich ist, wird nach einigen Stunden wieder ausgeschieden. Es muß daher durch Nahrungsmittel oder Ergänzungsmittel ständig zugeführt werden. Vitamin B_6 hilft gegen bestimmte Formen von Nervenentzündungen, nachts auftretende Muskelkrämpfe, Kribbeln in den Händen, trockene Mundschleimhaut und Probleme beim Wasserlassen. Außerdem ist Vitamin B_6 wichtig für die Aufnahme von Protein und Fett, es hilft bei der Umwandlung von Tryptophan, einer essentiellen Fettsäure, in Niacin und fördert die exakte Synthese der Nukleinsäure, die gegen das Altern wirkt. Das Vitamin wird auch in verschiedenen Präparaten als Antidepressivum verwendet. Vitamin B_6 fördert die Erhaltung der Hirnleistung und die Bildung roter Blutkörperchen.

Unruhe und heftiges Träumen sind mögliche Anzeichen für eine zu hohe Dosierung. Die maximale Empfehlung liegt bei 500 Milligramm täglich und sollte nicht überschritten werden.

Vitamin B_{12}

Vitamin B_{12} ist wie andere B-Vitamine wasserlöslich. Es kann schon in sehr kleinen Dosierungen wirken. Vitamin B_{12} braucht zur Absorption den Biokatalysator Kalzium, damit es von dem Organismus richtig aufgenommen werden kann. Es hilft bei dem Aufbau und der Regenerierung der roten Blutkörperchen. Es wirkt vorbeugend gegen Anämie, steigert Wachstum, Leistung und schützt das Nervensystem, hilft bei der Verwertung von Fetten, Kohlehydraten und Proteinen. Außerdem stärkt es die Konzentration und das Gedächtnis. Vitamin B_{12} kann auch bei Störungen des Gleichgewichts eingesetzt werden.

Vitamin B_{13} (Orotsäure)

Wird meist in Kombination mit anderen B-Vitaminen eingesetzt und wirkt bei der Verwertung von Folsäure und Vitamin B_{12}. Dieses Vitamin wird unter anderem auch bei der Behandlung von multipler Sklerose gegeben.

Vitamin B_{15} (Pangamsäure)

Die Bezeichnung Vitamin B_{15} ist wissenschaftlich noch umstritten. Das Vitamin ist wasserlöslich und wird in der Naturheilkunde erfolgreich bei Durchblutungsstörungen eingesetzt.

Folsäure (auch Vitamin M und Folacin genannt)

Folsäure wird nicht nur über die Nahrungskette aufgenommen, sondern kann auch von den Darmbakterien im Dickdarm hergestellt werden. Folsäure ist empfindlich gegenüber Licht, Hitze, Säuren und Alkalien. Die Verarbeitung der Nahrung durch Kochen, Braten, Backen ergibt daher einen Verlust von etwa

80 Prozent. Nach neuen wissenschaftlichen Erkenntnissen können Gaben von Antibiotika bzw. Sulfonamiden die Produktion der Folsäure im Dickdarm negativ beeinflussen. Störungen durch Folsäuremangel können Hautveränderungen und Entzündungen der Mundschleimhaut hervorrufen.

Nach Angaben von Fachleuten fördert Folsäure den Haarwuchs und verbessert Mißbildungen der roten Blutkörperchen, ist wichtig für die Synthese von DNS, für normales Wachstum und den Eiweißstoffwechsel. Folsäure vermindert das Risiko bestimmter Geburtsschäden, insbesondere Spina bifida (= Spaltwirbel).

Da die offizielle Definition Vitamine als Stoffe bezeichnet, welche der Körper nicht selbst herstellen kann und daher ständig zugeführt werden müssen, wird Folsäure nicht als echtes Vitamin angesehen.

Biotin (Koenzym R oder Vitamin H)

Biotin ist ebenfalls ein wasserlösliches Vitamin, das zu der Familie der B-Vitamine gehört. Biotin kann unter anderem auch mittels der Darmbakterien hergestellt werden und wirkt zusammen mit den Vitaminen B_2, B_6, Niacin und A zur Erhaltung einer gesunden und vitalen Haut, lindert Muskelschmerzen und wirkt vorbeugend gegen Glatzenbildung. Biotin ist wichtig für die Verstoffwechselung von Eiweiß, Kohlehydraten und Fetten.

Cholin

Cholin ist ein wichtiges Vitamin aus der B-Gruppe und wirkt zusammen mit Inosit bei der Verwertung von Fetten und Cholesterin, es hilft, den Cholesterinspiegel niedrig zu halten, und fördert das Gedächtnis. Cholin hilft ebenfalls bei Entgiftungsprozessen der Leber und hat eine beruhigende Wirkung. Das Vitamin wird unter anderem auch bei der Behandlung der Alzheimer-Krankheit eingesetzt.

Inosit

Ebenfalls wasserlöslich, gehört Inosit zu den B-Vitaminen, es ist am Fettstoffwechsel beteiligt und verbindet sich mit Cholin, um Lecithin zu bilden. Inosit hat eine beruhigende Wirkung, hilft, den Cholesterinspiegel zu senken, und beugt Haarausfall vor.

PABAS (Paraaminobenzoesäure)

PABAS, auch BABS genannt, ist wasserlöslich und gehört zur B-Gruppe. Dieser Stoff, der im Körper selbst synthetisiert werden kann und strenggenommen nicht zu den Vitaminen zählt, ist wichtig für die Verwertung von Protein und hilft bei der Bildung von Folsäure und der Aufnahme von Pantothensäure. PABAS wirkt letztendlich als Sonnenschutz.

Vitamin C

Vitamin C ist wasserlöslich und stellt eines der wichtigsten Vitamine für den Menschen dar. Da die Indikationen sehr vielseitig sind, sollen nur die wichtigsten erwähnt werden.

Vitamin C fördert Heilungsvorgänge im Organismus, kann den Cholesterinspiegel im Blut senken, hilft vorbeugend gegen Bakterien- und Virusinfektionen, kräftigt allgemein das Immunsystem und ist hilfreich bei Wachstum bzw. Reparatur von Zellsystemen. Bei der Behandlung bzw. Vorbeugung von Krebs nimmt Vitamin C heute eine bedeutende Rolle ein, ebenfalls bei Behandlung von Erkrankungen, die durch Thromboseneigung (Infarkterkrankungen) entstehen können. Vitamin C stärkt Zahnfleisch, Blutgefäße, Knochen und ist als Katalysator zur Aufnahme von Eisen wirksam. Vitamin C kann lebensverlängernd wirken (siehe auch Vitamin P, Bioflavonoide).

Vitamin C, Beta-Carotin und Vitamin E gelten unter anderem als wichtige Antioxidantien zur Eliminierung freier Radikale.

Vitamin D

Vitamin D ist fettlöslich und wird hauptsächlich durch das Sonnenlicht (ultraviolette Strahlen) in der Haut produziert, aber auch über die Nahrung aufgenommen. Vitamin D unterstützt die Aufnahme von Vitamin A, wirkt als Katalysator bei der Verwertung von Kalzium und Phosphor (günstig für Knochen und Zähne) und hat sich bei der Behandlung von Bindehautentzündungen bewährt. Bei der Einnahme von mehr als 25 000 I.E. über längere Zeit können toxische Reaktionen auftreten.

Schon in der Antike wußte man von dem günstigen Einfluß richtig dosierten Sonnenlichts, denn in alten heiligen Schriften taucht bisweilen die Empfehlung auf, daß der Mensch sich täglich eine Stunde in der Sonne aufhalten soll.

Vitamin E (Tocopherol)

Vitamin E ist fettlöslich und wird im Fettgewebe, in der Leber, Herz und Muskeln, Gebärmutter und Hoden, Blut, Hirnanhangdrüse und Nebennieren gespeichert. Vitamin E wirkt allein und besonders mit Vitamin A, C, Selen, Zink, den Aminosäuren L-Cystin und L-Glutathion als Antioxidans, wirkt vorbeugend gegen Fehlgeburten und Thrombose. Bei der Heilung verhindert Vitamin E unschöne Narbenbildung auf der Haut, es läßt die Haut jünger aussehen, fördert die Sauerstoffaufnahme des Körpers und die Bildung roter Blutkörperchen. Mit Vitamin E kann ein gewisser Schutz gegen Umweltgifte erreicht werden (Luftverschmutzung).

Vitamin F (Lipide, ungesättigte Fettsäuren, Linolsäure, Linolensäure usw.)

Die besonders wichtigen, mehrfach ungesättigten Fettsäuren Linolsäure, Linolensäure und Arachidonsäure bilden zusammen das Vitamin F, das unter anderem für die Regulation der Blutfettwerte zuständig ist. Das Vitamin ist fettlöslich und wirkt vorbeugend gegen Cholesterinablagerung in den Blutgefäßen. Bis zu einem gewissen Grade können durch Vitamin F Belastungen durch Röntgenbestrahlungen eliminiert werden. Vitamin F ist gesund für Haut, Haar und regt Drüsenfunktionen an. Bei der Krebs- und Infarktbehandlung spielt Vitamin F heute eine wichtige Rolle.

Vitamin K (Phyllochinon)

Dieses Vitamin ist ebenfalls fettlöslich, es hilft vorbeugend gegen Hämorrhoiden, innere Blutungen und hat einen normalisierenden Einfluß auf die Blutgerinnung.

Vitamin P (Bioflavonoide, Rutin, Hesperidin, C-Komplex)

Diese wasserlöslichen Stoffe stabilisieren das Vitamin C, indem sie oxidationshemmend wirken. Zusammen mit Vitamin C eingenommen, steigert Vitamin P die Wirkung von Vitamin C. Das Vitamin kann Zahnfleischbluten verhindern, stärkt die Wände von Blutgefäßen und beugt somit auch der Entstehung von blauen Flecken auf der Haut vor. Hitzewallungen, die während der Umstellung der Wechseljahre auftreten, können günstig mit Vitamin C und gleichzeitiger Einnahme von Bioflavonoiden behandelt werden.

171

Aminosäuren

Die einfachsten Bausteine für körpereigenes Eiweiß sind die Aminosäuren. Als Grundbaustoffe für den Aufbau und die Regeneration der Zellen sind sie auch wichtig für die Bildung von Enzymen und Hormonen. Manche Aminosäuren kann der Körper selbst herstellen, andere müssen mit der Nahrung aufgenommen werden. Es sind dies lebenswichtige (essentielle) Aminosäuren wie Arginin, Histidin, Leukin, Threonin, Methionin, Isoleucin, Lysin, Valin, Thryptophan, und Phenylalanin.

Elektrolyte

Elektrolyte sind Stoffe, die den Wasserhaushalt im Organismus regulieren und gegenüber den Spurenelementen in verhältnismäßig größeren Mengen benötigt werden. Elektrolyte sind maßgebend für die Stabilisierung des Säure-Basen-Gleichgewichts. Ein Mangel hat daher entweder Acidose oder Alkalose zur Folge.

Man unterteilt Elektrolyte in zwei Hauptgruppen – in Anionen, das sind elektrisch positiv geladene Ionen oder Atome, und in Kationen, die eine negative elektrische Ladung besitzen.

Die wichtigsten Anionen sind Chlorid, Bikarbonat, Proteine (Eiweißstoffe), organisches Phosphat und Sulfate. Die wichtigsten Kationen sind Natrium, Kalium, Kalzium und Magnesium.

Spurenelemente

Spurenelemente sind im Organismus in sehr geringen Mengen vorkommende Mineralstoffe. Man könnte sie in drei Gruppen einteilen:

- lebensnotwendige Stoffe, die mit der Nahrung zugeführt werden müssen, sogenannte essentielle Spurenelemente,
- möglicherweise essentielle Stoffe, über die noch nicht genügend Erkenntnisse bezüglich ihrer physiologischen Wirkung im Körper vorliegen, und
- nichtessentielle Spurenelemente, die in hoher Konzentration toxisch wirken.

Zu den essentiellen Spurenelementen gehören Eisen, Zink, Kupfer, Mangan, Kobalt, Chrom, Selen, Molybdän und Jod. Ein Mangel an diesen Spurenelementen zeigt klinisch erfaßbare Parameter, die auf eine gesundheitliche Störung Hinweis geben. Möglicherweise essentielle Spurenelemente sind: Fluor, Nickel, Silizium, Strontium, Vanadium, Zinn, Brom und Kadmium. Die wissenschaftlichen Erkenntnisse über diese Elemente sind zur Zeit noch ungenügend.
Die nichtessentiellen Spurenelemente sind Antimon, Blei, Quecksilber, Arsen und Thallium. Im allgemeinen finden diese Stoffe nur in der Homöopathie Verwendung, da sie in purer Form toxische Wirkung haben.

Die wichtigsten Mineralstoffe

Aluminium

Als natürlicher Aktivator beeinflußt Aluminium Stoffwechselvorgänge im Organismus.

Arsen

Arsen wird in der Homöopathie in potenzierter Form benutzt.

Blei

Blei wird in der Homöopathie in potenzierter Form benutzt.

Brom

Brom wird in der Homöopathie in potenzierter Form benutzt.

Chlor

Chlor ist zuständig für die Aufrechterhaltung des osmotischen Drucks, Bestandteil bei der Bildung von Magensäure (Salzsäure), sie ist Hilfe bei der Entgiftung der Leber. Nahrungsmittel mit Chlor sind Kochsalz und Oliven.

Chrom

Chrom ist zuständig für die Kohlenhydrat-Stoffwechselbeteiligung (Insulinwirkung wird gesteigert) und kommt hauptsächlich in folgenden Nahrungsmitteln vor: Weizenkeime, schwarzer Pfeffer, Bierhefe, Zuckerrübe, Melasse von Zuckerrohr, Maisöl und Schalentiere.

Eisen

Eisen ist zuständig für die Blutbildung, das gesunde Wachstum der Haut, die Steigerung der Leistung und der Widerstandskraft, die Regulation des Vitamin-B-Stoffwechsels und gilt als Energielieferant im Zellstoffwechsel. Nahrungsmittel, in denen Eisen vorkommt, sind vor allem Eigelb, Austern, Nüsse, Bohnen, Spargel, Haferflocken, Sojabohnen, Vollsojamehl, Linsen sowie Vollkornprodukte von Hafer und Roggen.

Fluor

Fluor ist zuständig für die Knochen und die Zähne (Schmelzbildung), es kommt überwiegend in Vollkornprodukten, Gelatine, schwarzem Tee, Trink- und Kochwasser vor.

Germanium

Über Germanium gibt es verschiedene Auffassungen. Der Grund dürfte bei dem offensichtlich nicht immer berücksichtigten Unterschied zwischen organisch und metallisch liegen. Während das metallische Germanium in der Elektroindustrie Verwendung findet und nicht für therapeutische Zwecke geeignet erscheint, ist das in einem besonderen Verfahren hergestellte organische Germanium therapeutisch verwendbar. Germanium ist zum Beispiel enthalten in Knoblauch, Zwiebeln, Ginseng und verschiedenen Heilwässern. Möglicherweise sind die gesundheitsfördernden Eigenschaften dieser Heilwässer und Pflanzen auf ihren Germaniumgehalt zurückzuführen.
Es wird berichtet über Erfolge bei:

- Apoplexieprophylaxe und postapoplektischen Zuständen
  (Apoplexie = Schlaganfall, Gehirnschlag),
- Krebsprophylaxe und postoperativer Krebsbehandlung,
- Gehirnatrophien (Atrophie = Gewebeschwund),
- peripheren und zerebralen Durchblutungsstörungen,
- Zerebralsklerose,
- Hypertonie (= Bluthochdruck),
- Gedächtnis- und Konzentrationsschwäche,
- der Verbesserung des Stabilitätszustandes bei Operationen
  und bei der schnelleren Genesung,

Germanium wirkt detoxierend (= entgiftend) gegenüber
Quecksilber und Kadmium.

Gold

Wird in der Rheumatologie verwendet. In der Homöopathie
wird Gold in potenzierter Form benutzt.

Jod

Jod ist Bestandteil des Schilddrüsenhormons (Thyroxin), es
kommt in folgenden Nahrungsmitteln vor: Seefische, Eier,
Milch, Meerwasser, Feldsalat, Grünkohl und Zwiebeln.

Kadmium

Kadmium hat Einfluß auf den Nieren- und Leberstoffwechsel.
Es wird in der Homöopathie in potenzierter Form benutzt.

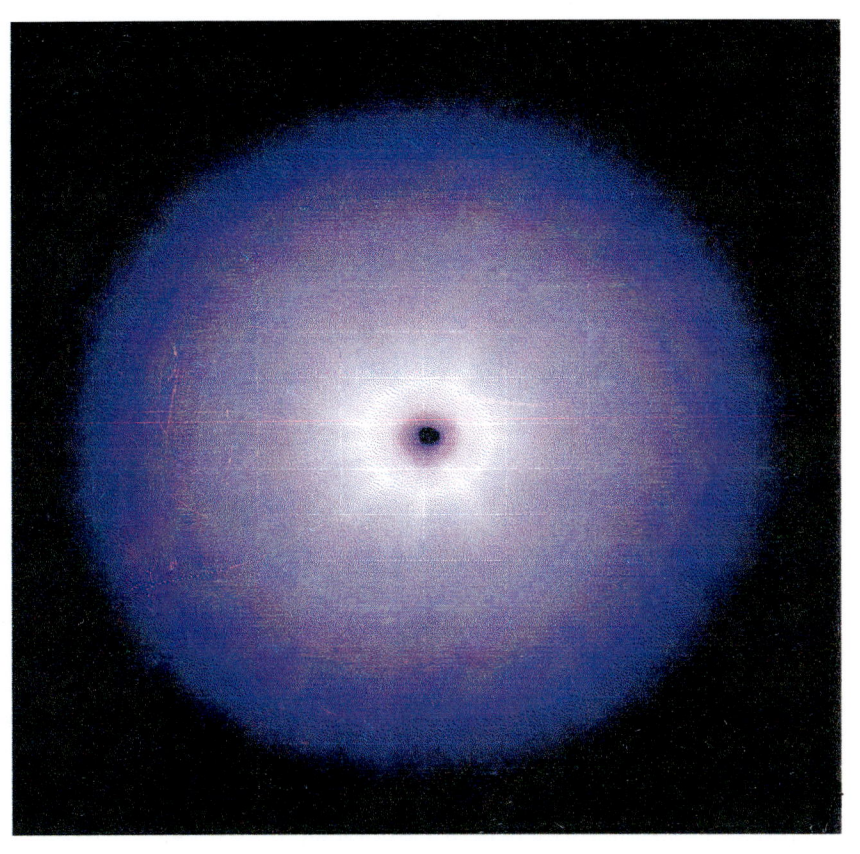

Abb. 77: Star of Bethlehem

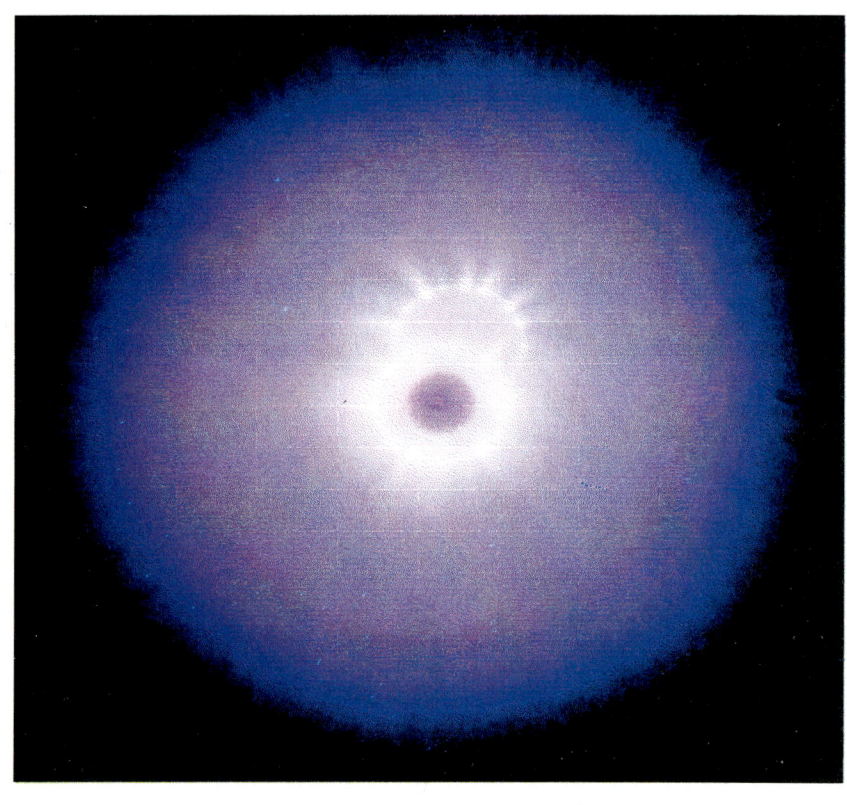

Abb. 78: White Chestnut

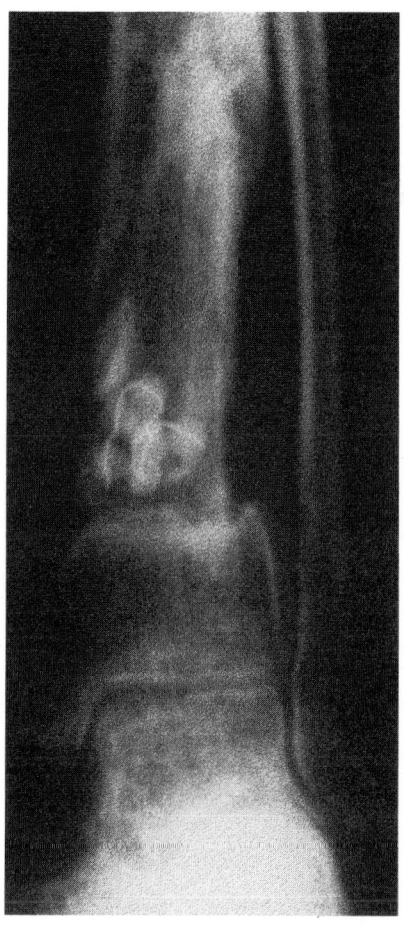

Abb. 79: Röntgenaufnahme vor ATM-Therapie

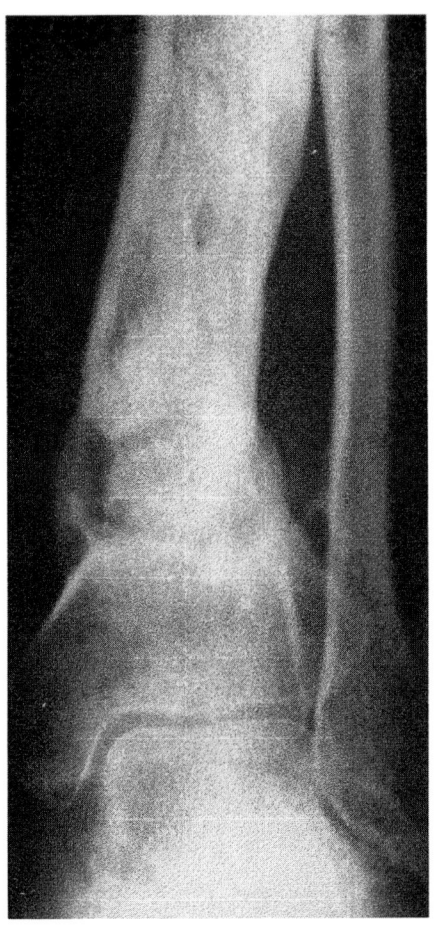

Abb. 80: Röntgenaufnahme nach der ATM-Therapie

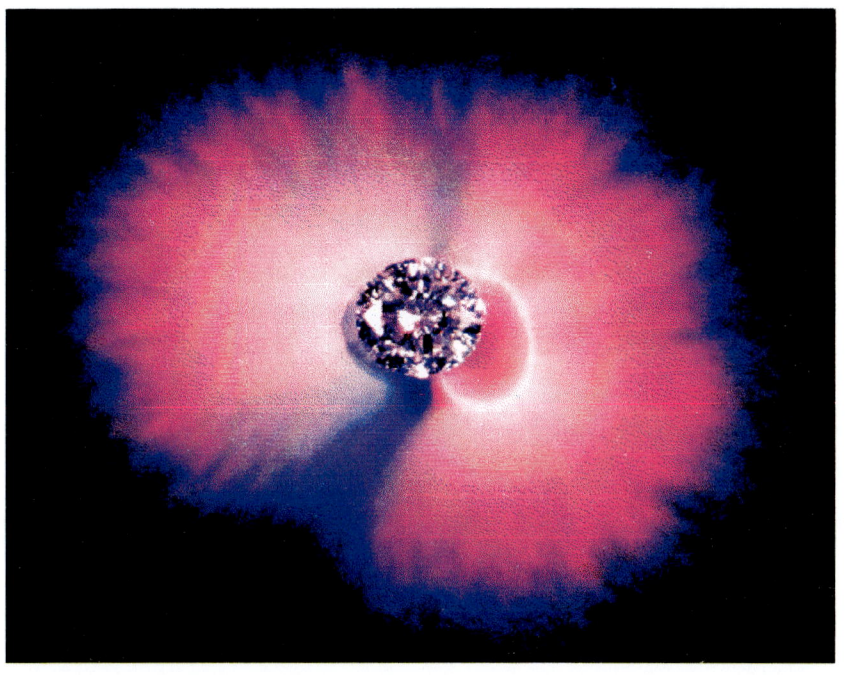

Abb. 81: CoLORPLATE-Aufnahme eines Diamanten, der für eine Tinktur
nicht geeignet ist

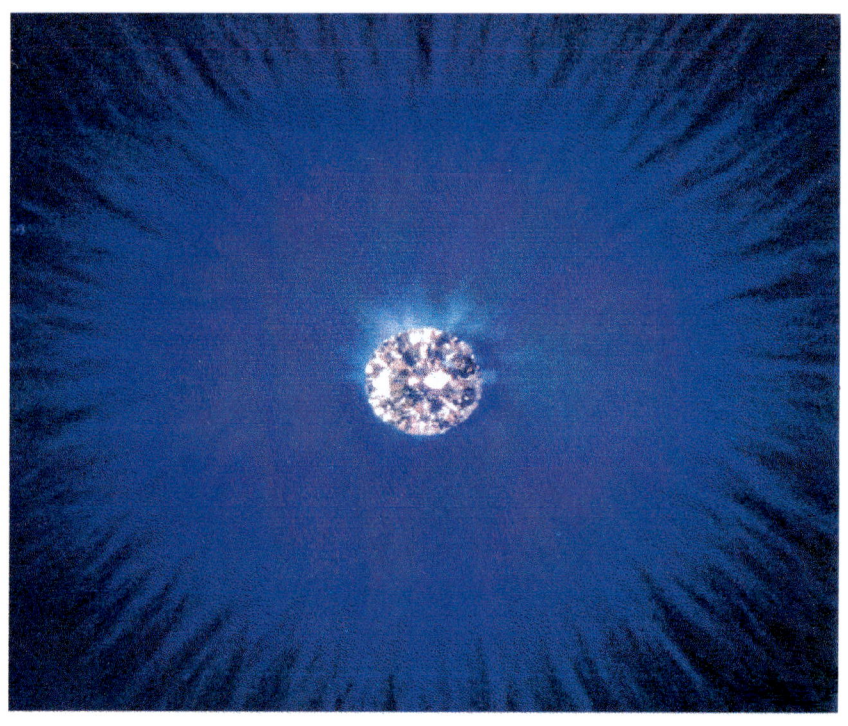

Abb. 82: Colorplate-Aufnahme eines Diamanten, der für eine Tinktur geeignet ist

Abb. 83: PLASMAPRINT-Erststatus

Abb. 84: Farbe für erste Therapiesitzung

Abb. 85: Farbe für die zweite Therapiesitzung

Abb. 86: Farbe für die dritte Therapiesitzung

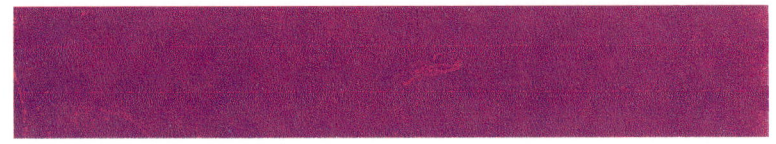

Abb. 87: Farbe für die vierte Therapiesitzung

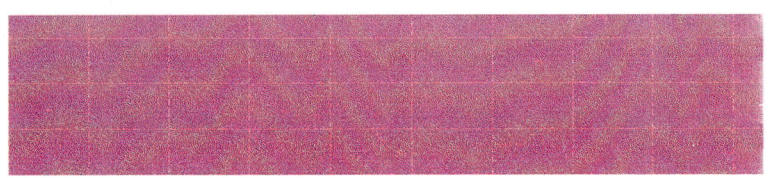

Abb. 88: Farbe für die fünfte Therapiesitzung

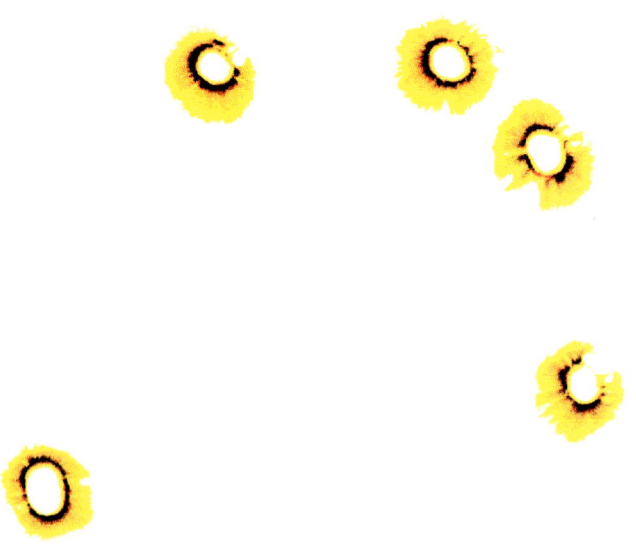

Abb. 89: PLASMAPRINT-Abschlußstatus

Kalium

Dieses Mineral ist zuständig für die Regulation des Säure-Basen-Haushaltes, die Nervenleitung, Muskelarbeit und die Regulation des Wasserhaushaltes. Es kommt in folgenden Nahrungsmitteln vor: Früchte, Gemüse, Datteln, Nüsse, Samen, Bohnen, Kresse, Knollen- und Wurzelgemüse, Pilze, Tomaten und Bananen.

Kalzium

Kalzium ist ein Baustein des menschlichen Skeletts, es ist wichtig für die Nervenleitung, Muskelfunktion, den Herzrhythmus, es ist Bestandteil des Blutes und dient der Blutgerinnung, und es ist am Eisenstoffwechsel beteiligt. Kalzium kommt in folgenden Nahrungsmitteln vor: Milchprodukte, Sojabohnen, Sardinen, grünes Gemüse, Erd- und Walnüsse, Lachs, Sonnenblumenkerne, Mandeln, Linsen, weiße Bohnen und Rhabarber.

Kobalt

Kobalt ist zuständig für die Bildung der roten Blutkörperchen, es ist ein Enzymaktivator und Teil des Vitamins B_{12}.

Kupfer

Kupfer ist zuständig für die Eisenresorption, das Knochenwachstum, es hilft bei der Vitamin-C-Verwertung, der Biosynthese von Hämoglobin und dient der Erhaltung der Zellatmung. Vor allem folgende Nahrungsmittel enthalten Kupfer: Bohnen,

Erbsen, Vollkornprodukte, Pflaumen, Meeresfrüchte, Nüsse sowie grüne Gemüse.

Lithium

Lithium kann therapeutisch gegen Manie und Hypomanie eingesetzt werden. Man schreibt Lithium eine prophylaktische Wirkung zur Behandlung bei depressiven Zuständen zu.

Magnesium

Magnesium ist Bestandteil von Enzymen, hauptsächlich zuständig für den Kohlenhydratstoffwechsel, die Nervenleitung, Muskelfunktion, Proteinsynthese, Stabilisation des Herzrhythmus und die Lecithinsynthese. Es kommt in grünem Blattgemüse und Getreideprodukten vor.

Mangan

Mangan fördert das Knochenwachstum, die Nervenfunktion, die Fortpflanzung, es ist Bestandteil im Fettstoffwechsel, fördert die Ausscheidung von Kupfer, außerdem ist es Bestandteil von Enzymen und hat eine antiallergische Funktion, da die Histaminausschüttung verhindert wird. Manganhaltige Lebensmittel sind vor allem Vollkornprodukte, Vollreis, grünes Blattgemüse, schwarzer Tee, Walnüsse, Sonnenblumen- und Kürbiskerne, Wurzel- und Blattgemüse, Gewürze, Banane, Papaya sowie Mango.

Molybdän

Molybdän ist Bestandteil verschiedener Fermentsysteme. Es kommt überwiegend in Getreideprodukten, grünem Blattgemüse und Kartoffeln vor.

Natrium (Kochsalz)

Natrium ist zuständig für die Regulation der osmotischen Gesamtreaktion im Körper, spielt eine wichtige Rolle bei Nerven- und Muskelfunktionen wie auch bei bestimmten Enzymreaktionen.

Nickel

Nickel aktiviert bestimmte Fermente und kann in manchen Fällen (Insulinkristallisation) Zink ersetzen. Möglicherweise hat Nickel eine stabilisierende Wirkung bei der Blutgerinnung (Überschuß bei Tumoren, Herzinfarkt und Hauterkrankungen). Nickel wird in der Homöopathie in potenzierter Form verwendet.

Phosphor

Phosphor ist zuständig für: Knochen, Zähne, ist Bestandteil der Nukleoproteide in Gehirn- und Nervengewebe, Baustein für Enzyme, Bestandteil im Zellstoffwechsel zur Energiegewinnung und -speicherung. Phosphor kommt vor allem in folgenden Nahrungsmitteln vor: Milchprodukte, Fisch, Eigelb, Nüsse, Mandeln, Hülsenfrüchte, Vollkornprodukte und Hefe.

Platin

Platin wird in der Homöopathie in potenzierter Form benutzt.

Quecksilber

Quecksilber wird in der Homöopathie in potenzierter Form benutzt.

Rubinium

Rubinium wird in der Homöopathie in potenzierter Form benutzt.

Selen

Selen ist zuständig für den Sauerstoff-Stoffwechsel, kann die Wirkung von Vitamin E als Antioxidans erhöhen und bildet einen wirksamen Schutz vor Giften (Kadmium, Quecksilber, Arsen, Kupfer). Es kommt vor allem in Getreide, Meeresfrüchten und Hefe vor.

Silber

Silber wird in der Homöopathie in potenzierter Form benutzt.

Silizium

Es besteht noch Unsicherheit über die genaue Wirkung von Silizium im Organismus. Andererseits gibt es sichere Hinweise, daß Silizium bei krankhaften Zuständen im Körper eine gewisse Rolle spielt. So sind zum Beispiel bei Erkrankungen wie Arteriosklerose, Krebs, Diabetes, Kropf sowie bei der Bildung von Nierensteinen Störungen des Siliziumstoffwechsels festgestellt worden. Möglicherweise aktiviert Silizium Killerzellen. Silizium wird in der Homöopathie in potenzierter Form benutzt.

Zink

Zink ist zuständig für: die Spermatogenese, Zellregeneration, Heilungsprozesse, es ist Bestandteil der roten Blutkörperchen, des Insulins, der Iris/Retina des Auges, der Knochen und Enzymsysteme, es wirkt als Biokatalysator bei Antioxidantien und kommt hauptsächlich in folgenden Nahrungsmitteln vor: Fisch, Schalentiere und Milchprodukte.

Zinn

Zinn hat möglicherweise Einfluß auf das Wachstum.

Enzyme und Koenzyme

Enzyme und Koenzyme sind natürliche Bioregulatoren. Sie steuern Stoffwechselprozesse, so daß der Organismus mit der Nahrung aufgenommene Stoffe verwerten und, wenn nötig, neue Stoffe daraus herstellen kann.

Am Anfang des Buches erwähnte ich die sogenannte »Lebensenergie«, ohne die kein Leben möglich ist. Lebende Organismen haben die Fähigkeit, diese Energie zu speichern und gezielt zur Aufrechterhaltung lebenswichtiger Funktionen einzusetzen. Bei diesen Prozessen spielen Enzyme eine wichtige Rolle. Sie sind an den Speicherprozessen insofern beteiligt, als sie diese Energie so umwandeln, daß sie chemisch gespeichert werden kann.

Diese Energiespeicher nutzt der Körper unter anderem zur Herstellung von Makromolekülen, die entweder in aktiver Form tätig werden, oder sie stehen sozusagen auf »Stand-by«, um nach Bedarf zum Einsatz zu kommen.

Durch die Energieumwandlung, die mit Verbrennungsprozessen gekoppelt ist, wird Wärme frei, die wiederum zur Regulation der Körpertemperatur dient. Weitere Enzyme, die an diese Verbrennungsprozesse gekoppelt sind, sorgen dafür, daß die Wärmeregulierung auch richtig funktioniert. Man könnte sie vergleichen mit der Temperatursteuerung einer Heizungsanlage – mit dem Unterschied, daß Enzyme wesentlich präziser arbeiten.

Dies ist nur ein Beispiel einer Regelfunktion von Enzymen. Natürlich sind Enzyme noch an vielen anderen Funktionen im Körper beteiligt – um nur einige zu nennen: Regulation der Blutfließeigenschaften (Viskosität), Hormonregulationen, Fortpflanzungsprozesse, Herstellung und Vermehrung von Erbsubstanzen, Stabilisierung des Immunsystems, Heilungsvorgänge usw.

Enzyme bestehen aus zwanzig Aminosäuren (Eiweißstoffe). In verschiedener Reihenfolge aneinandergereiht, ergibt sich dann die typische Beschaffenheit des einzelnen Enzyms. Die Anzahl der Enzyme ist bisher noch nicht vollständig geklärt. Es sind mittlerweile zirka 2700 Arten bekannt, und möglicherweise werden noch weitere entdeckt. Der Körper kann diese Biokatalysatoren mittels bestimmter Signale (Botenstoffe) »ein- und ausschalten«; das heißt, daß Enzyme je nach Erfordernis im Organismus in einem aktiven oder inaktiven Zustand sind. Enzyme ermöglichen den Ablauf chemischer Reaktionen und können diese enorm beschleunigen. Einige schaffen bis zu 100 000 Arbeitszyklen pro Minute!

Damit diese »gesunderhaltende« Prozedur auch wirklich funktioniert, müssen allerdings ständig genügend Enzyme vorhanden sein. Der Organismus kann diese organischen Katalysatoren in der Regel selbst herstellen. In der heutigen umweltbelasteten Welt wird dieser Prozeß aber öfter gestört, so daß in dieser Hinsicht ein Mangel auftreten kann. Ein gesundes Leben ist ohne die geregelte Zusammenwirkung, die von Enzymen geleistet wird, nicht möglich. Es ist daher schon ratsam, einmal im Jahr eine Enzymkur zur Gesunderhaltung durchzuführen.

Koenzyme stehen in enger Verbindung zu Vitaminen, aber auch zu Spurenelementen. Enzyme benötigen diese Stoffe, damit sie richtig arbeiten können.

Als vorteilhaft für therapeutische Zwecke haben sich Enzymkombinationen erwiesen, die aus pflanzlichen und tierischen Stoffen hergestellt werden, zum Beispiel pflanzliche Enzyme wie Papain und Bromelain sowie Enzyme aus tierischer Herkunft wie Pankreatin, Trypsin und Chymotrypsin. Die Anwendung dieser Enzyme ist sehr vielfältig. Gute Erfahrungen liegen bisher vor bei Tumor- und Autoimmunerkrankungen, Infektionen, Rheuma, Verletzungen und Entzündungen.

Gesättigte und ungesättigte Fettsäuren

Die ungesättigten Fette bestehen, vereinfacht dargestellt, aus »Fettsäureketten«, die unterschiedlich stark miteinander verbunden sind. Diese Struktur fördert den Transport von lebensnotwendigen Stoffen wie Eiweißen, Elektronen, Mineralien, Vitaminen usw. in die Zellen. Ein gutfunktionierender Transfer ist für das gesunde Leben und für die Vermehrung der Zellen notwendig. Die Zelle nimmt durch Osmose die von ihr benötigten Stoffe auf, um die verbrauchten wieder abzustoßen.

Daß frische Luft gesund ist, stimmt nur, wenn der Körper bereit ist, den angebotenen Sauerstoff auch aufzunehmen. Das jedoch können wir nur mittels der ungesättigten Fette erreichen, weil sie den Körper zur Aufnahme von Sauerstoff aktivieren.

Die gesättigten Fette bestehen, ebenfalls vereinfacht dargestellt, aus Fettsäureketten, welche gleich stark miteinander verbunden sind. Sie haben keine offenen Glieder und können deshalb nur minimal die nötigen lebenswichtigen Stoffe zur Zelle befördern.

Gesättigte Fette sind nicht wasserlöslich und können vom Körper wesentlich schlechter ausgeschwemmt werden. Die Folge dieses Vorganges ist Verschlackung. Zu den gesättigten Fetten zählen unter anderem tierische Fette und Öle, die durch Erhitzen über 80 Grad hergestellt werden. Es ist daher wichtig, daß wir unserem Körper überwiegend ungesättigte Fette zuführen. Die Vermeidung bzw. Einschränkung des Genusses von gesättigten Fettsäuren kann das Risiko bestimmter Krebsarten wie auch chronischer Erkrankungen verkleinern.

Welche Fette bzw. Öle sollte man verwenden?

Ungesättigte Fettsäuren sind in den pflanzlichen Ölen und Fetten enthalten, wenn diese nicht durch Erhitzen hergestellt, sondern kalt gepreßt wurden. Die im folgenden aufgeführten Öle haben sich hervorragend in der Krebstherapie bewährt und stellen meines Erachtens die beste Grundlage für eine gesunde und krebsvorbeugende Ernährung dar.

184

Leinöl

Kalt gepreßt, nicht raffiniert, eine schlesische Delikatesse. Leinöl ist ein vorzügliches, naturbelassenes Reformöl von goldgelber Farbe und nußähnlichem Geschmack. Es wird aus ungerösteter Leinsaat gepreßt. Leinöl ist reich an ernährungsphysiologisch bedeutsamer Linolsäure, dadurch eignet sich Leinöl vorzüglich für die gesundheitsbewußte Ernährung, wenn aufgrund von erhöhten Blutfettwerten mehrfach ungesättigte Fettsäuren wie zum Beispiel Linolensäure im Fettanteil der Nahrung überwiegen sollen.

Besonders geeignet ist Leinöl für Quark-Leinöl-Gerichte, egal, ob pikant oder süß.

Es eignet sich nicht zum Kochen oder Braten, da hierbei die wärmeempfindlichen Inhaltsstoffe geschädigt werden können. Warmen Speisen setzt man Leinöl vorteilhaft erst kurz vor dem Anrichten zu.

Weizenkeimöl

Nichtgebleichtes Weizenkeimöl wird aus dem winzig kleinen Keim des Weizenkorns gepreßt. Für ein Kilogramm Öl werden etwa die Keime aus einer Tonne Weizen benötigt.

Durch seinen auffallend hohen Gehalt an Vitamin E kommt Weizenkeimöl eine bedeutende Rolle für Herz, Muskeln und Keimdrüsen zu. Ohne Vitamin E kann unser Körper die mehrfach ungesättigten Fettsäuren nicht richtig verwerten. Besonders bei Vitamin-E-Mangelzuständen ist der Verzehr von Weizenkeimöl angezeigt. Die andere gute Seite von Vitamin E ist die Verlängerung der Haltbarkeit des Weizenkeimöls.

Bei Luftzutritt geht der Abbau der Wertstoffe des Weizenkeimöls rasch vor sich. Weizenkeimöl sollte deshalb nicht erhitzt und eine angebrochene Flasche innerhalb von zwei bis drei Wochen verbraucht werden.

Sonnenblumenöl

Kaltgeschlagenes – nicht raffiniertes – Sonnenblumenöl ist reich an essentiellen Fettsäuren; aus sonnengereiften Kernen hergestellt, ist es ein typisches Reformöl.
Die Farbe kann nach der Sorte der Ausgangssaat in der Intensität des Gelbtons etwas variieren. Dies ist ganz natürlich und stellt in keiner Weise eine Qualitätseinbuße dar. Der nussige Geschmack paßt sich den vielfältigen Verwendungsmöglichkeiten an.
Sonnenblumenöl ist durch seinen hohen Gehalt an lebensnotwendiger Linolsäure auch für viele diätetische Kostformen bestens geeignet. Der Wert an Linolsäure wird durch den natürlichen Vitamin-E-Gehalt vervollständigt.
Dieses wertvolle Reformöl ist zum Braten eigentlich zu schaden, verwenden Sie es bevorzugt für Saucen und Mayonnaisen.

Gentechnik und Essen aus Abfall

Gentechnik bei Nahrungsmitteln

In unserer konsumorientierten Welt steht ständiges Umsatzwachstum und Gewinnstreben in einem rigorosen Gegensatz zu biologisch-ökonomisch vernünftigen Lebensbedingungen, die für den Menschen die wichtigste Lebensgrundlage sind.
Wenn ein Produkt Gewinne verspricht, so ist dies marktwirtschaftlich interessant. An dem ist eigentlich nichts auszusetzen,

es sei denn, daß durch solch »interessante« Produkte Leben und Gesundheit des Menschen gefährdet werden können.

Der Trend nach immer mehr Produkten auf dem Lebensmittel-markt führt natürlich zur Massenproduktion, ob auf dem Felde oder im Stall. Es ist auch klar, daß es bei diesem Produktions-verhalten nicht ohne Pestizide, Herbizide, Antibiotika, Hor-mongaben usw. gehen kann. Alleine das ist schon schlimm ge-nug!

Nun kommt, so glaubt man, der große Segen – die gentechnisch hergestellten Nahrungsmittel. Es gibt hier aber trotz der mo-mentanen Euphorie sehr ernst zu nehmende Fragen, deren Be-antwortung bisher noch nicht absehbar ist.

Mit der Gentechnik besteht erstmals die Möglichkeit, Baupläne des Lebens (von Pflanze, Tier und Mensch) abzuändern und da-mit die natürlichen Grenzen der Lebensprozesse zu überschrei-ten. Es ist noch keinesfalls klar, welche Risiken hierbei ent-stehen und wie sich solche Manipulationen auf Generationen auswirken können. Was passiert zum Beispiel, wenn genmani-pulierter Blütenstaub von Tomaten auf eine normale unbehan-delte Kartoffelblüte fällt? Werden Genstoffe der Tomate auch in der Kartoffel nebenan wirksam? Könnte die Kartoffel sogar gif-tig werden?

Mancher Biologe mag diese Fragen belächeln, kommen sie doch aus dem unbedarften Mund des einfachen Volkes. Aber beant-worten kann er diese Fragen letztendlich mit Sicherheit gewiß nicht.

Die amerikanische FDA (Food and Drug Administration) hat 1992 in einer Veröffentlichung aufgelistet, welche stoffwechsel-physiologischen Veränderungen durch gentechnische Manipu-lationen bei Pflanzen möglich sind und welche gesundheit-lichen Risiken dadurch entstehen können. Hierzu gehören Veränderungen der Verdaulichkeit, Bildung neuer Stoffwech-selprodukte, die unter Umständen toxische Wirkungen auf den

Menschen haben können, wie auch eine weitere Zunahme allergischer Reaktionen.

Es ist zum Beispiel bisher noch nicht bekannt, wie sich neuartige Proteine, die genmanipulierte Pflanzen enthalten, im Körper des Menschen verhalten. Wirken sie auf das Erbgut? Können sie degenerative Prozesse auslösen, das heißt stoffwechselbelastend und damit krankheitsfördernd wirken? Wie verhalten sich diese Stoffe gegenüber natürlichen Vitaminen, Enzymen usw.?

Ich glaube, es ist unverantwortlich, daß man heute schon genmanipulierte Produkte auf den Markt bringt, ohne die hundertprozentige Gewißheit zu haben, daß diese für Mensch und Tier unbedenklich sind.

Unglaublich, aber wahr – Essen aus Abfall!

Was vor Jahren allenfalls als Science-fiction galt, heute ist es Wirklichkeit. Es gibt mittlerweile Nahrungsprodukte, die aus Abfällen wie Menschenhaaren, Eingeweiden von Tieren, Blut, Fischabfällen usw. hergestellt werden.

Aus England kommt ein sogenanntes Fleischimitat (Quorn), das aus einem Schimmelpilz hergestellt wird. Mittels verschiedener Gewürze bzw. Geschmacksverbesserer und Farbstoffe lassen sich solche Produkte in allerlei »Pikantes« verwandeln. Eine interessante Dokumentation über dieses Thema brachte »Stern-TV« am 31. August 1994. So wurde weiter berichtet, daß ein Stoff (Cystin), aus Menschenhaaren gewonnen, zum Brötchenbacken benutzt wird. Die Brötchen sollen dadurch besonders gut duften.

Aus Japan kommt – so Stern-TV weiter – eine Fischfleischnahrung, die ebenfalls aus Abfällen gewonnen wird. Die Fischabfälle werden speziell verarbeitet, zerkleinert und schließlich mittels Pressen in verschiedene Formen gebracht. Als Hummerkrabbenfleisch usw. wird es dem ahnungslosen Verbraucher verkauft. Das ist bestimmt noch nicht alles! Na denn – prost Mahlzeit!

Die Organuhr

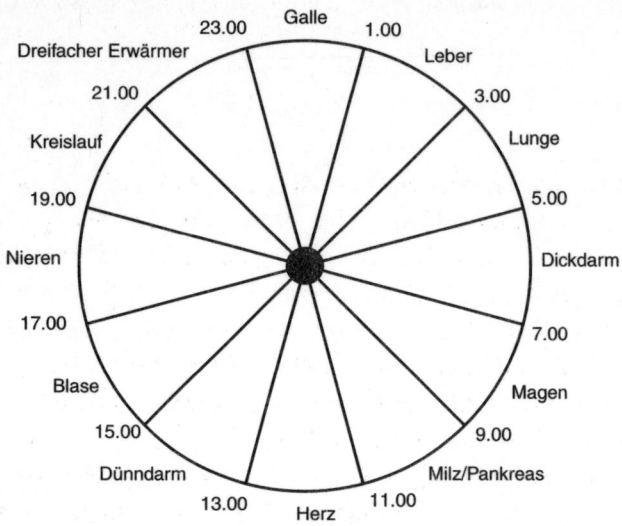

Grafik 22: Die Organuhr

Beobachtungen und Überlieferungen der altchinesischen Medizin folgend, hat der Organismus einen eigenen Zeitzyklus. Dieser Zyklus wiederholt sich alle 24 Stunden und wird daher auch die Organuhr genannt.

Die Organuhr stellt in zweistündigem Abstand die jeweils maximale Aktivität der einzelnen Meridiansysteme dar. Beschwerden, die regelmäßig in den angegebenen Maximalzeiten auftreten, können daher wichtige Hinweise für ein Krankheitsgeschehen in der zugeordneten Organzone geben.

Hat jemand beispielsweise regelmäßig nachts zwischen ein und drei Uhr Schmerzen im oberen Bauchraum, so kann dies ein Hinweis auf eine Leberstörung sein.

190

Glossar

Akupunktur Chinesisches medizinisches Verfahren, bei dem Nadeln aus Edelstahl in bestimmte Punkte der Haut gestochen werden. Der Akupunkteur muß etwa tausend Akupunkturpunkte am menschlichen Körper kennen, die auf zwölf Meridianen liegen. Die Meridiane sind Linien, in denen die Lebenskraft »Ch'i« durch den Körper fließt. Sechs der Linien sind *yang* (= positiv) und sechs sind *yin* (= negativ, wobei die Begriffe »positiv« und »negativ« nicht im moralischen und nicht im physikalischen Sinne gemeint sind). Jedem Meridian ist einem Organ oder Heilungsprozeß im Körper zugeordnet. Durch die Stimulierung bestimmter Akupunkturpunkte soll der Energiefluß angeregt werden, um die Selbstheilungskräfte des Körpers zu aktivieren.

Alchemie (Alchimie) Alte »Wissenschaft« von der Umwandlung unedler Metalle in Gold oder Silber. Die Alchemie gilt auch als Metapher für spirituelle Wandlungsprozesse, nach denen sich der unvollkommene Mensch, »bleiern und tumb«, Schritt für Schritt läutern konnte, bis er erleuchtet wurde und das »Gold« zum Vorschein kam.

Allopathie Vom Begründer der Homöopathie, Samuel Hahnemann, geprägte Bezeichnung der Schulmedizin, bei der Heilmethoden zur Anwendung kommen, die den Krankheitssymptomen entgegengesetzt wirken.

Antigene Substanzen, die vom Abwehrsystem des Körpers als fremd erkannt werden und dadurch eine spezifische Immunantwort auslösen, zum Beispiel die Bildung spezieller Antikörper oder Lymphozyten.

Ausleitphase Stadium der Entgiftungstherapie.

Ayurveda Der Begriff leitet sich aus den Sanskritworten *ayu* (=»Leben«) und *veda* (=»Wissen«) ab. Das indische Heilsystem ist eine »ganzheitliche« Therapieform, bei der neben der Pflanzenheilkunde auch die »richtige« Lebensführung im spirituellen bzw. religiösen Sinne eine entscheidende Rolle für die Erhaltung der Gesundheit spielt. Diagnose und Therapie basieren auf dem System der drei Dosha (= dynamische Prinzipien). Krankheit entsteht, wenn ein oder mehrere Doshas zu stark oder zu schwach sind.

Bachblüten Siehe das Kapitel »7 Ganzheitliche Heilverfahren im COLORPLATE-Test«.

Darmsanierung Therapie zum Wiederaufbau der natürlichen Bakterienbesiedlung des Darms.

Dysbiose Fehlbesiedlung von Bakterien (zum Beispiel der Darmflora).

EAP Elektroakupunktur. Die Stimulation der Akupunkturpunkte erfolgt hier nicht mit Nadeln, sondern durch elektrische Ströme bzw. Impulse.

Eigenhämolysat In der Regel homöopathisch aufbereitetes Medikament, das aus körpereigenen Substanzen hergestellt wird (Blut, Urin, Speichel usw.).

Endogen   Im Körper entstehend.

Exogen   Von außen einwirkend oder zugeführt.

Freie Radikale   Als »freie Radikale« bezeichnet man hochaktive Atome bzw. Moleküle, die ein ungeladenes Elektron tragen. Sie sind ständig bestrebt, sich mit anderen Molekülen zu verbinden, und können so Reaktionen auslösen, die Zellschädigungen hervorrufen. Beim Menschen kommen freie Radikale überwiegend als aktive Sauerstoffmoleküle vor. Freie Radikale können durch normale Prozesse gebildet werden, bei denen sie als Neben- oder Abfallprodukte anfallen. Aber auch durch andere Faktoren wie Tabakrauch oder Bestrahlungen können freie Radikale entstehen. Freie Radikale sind in der Lage, die DNS, Zellen bzw. die Zellstruktur zu schädigen und dadurch das Krebsgeschehen erheblich zu fördern.

Homöopathie   Siehe das Kapitel »7 Ganzheitliche Heilverfahren im COLORPLATE-Test«.

Interferon   Vom Körper hergestellte Eiweißstrukturen, die gegen Viren bzw. deren Vermehrung wirken. Künstlich hergestellte Interferone werden ebenfalls gegen Viruserkrankungen und versuchsweise gegen verschiedene Krebsarten eingesetzt.

Kybernetisch   Im Organismus bioelektrisch gesteuerte Prozesse für Bewegungsabläufe wie auch elektrisch oder optisch auslösbare bzw. beeinflußbare Regulationsvorgänge.

Lymphatischer Rachenring   Ringartige Stelle im Bereich der Mandeln und des Gaumens.

Morbus Crohn (Enteritis regionalis Crohn) Entzündliche Autoimmunkrankheit des Darms.

Moxibustion Behandlungsmethode aus dem Fernen Osten, bei der durch Einbrennen von Moxa (= als Brennkraut verwendete Beifußwolle) an bestimmten Hautstellen (Akupunkturpunkten) eine Erhöhung der allgemeinen Abwehrreaktion bewirkt werden soll.

Optoelektronisch Elektrische Signale werden in optische umgewandelt und dann erst für Meß- und Steuerzwecke verwendet.

Organuhr Siehe Anhang.

Orthomolekulare Therapie Siehe Anhang.

Präkanzerose Vorstadium zum Krebs.

Properdin Stoff zur unspezifischen Abwehr des Körpers gegen Infektionen und Strahleneinwirkungen.

Repertorisieren Das Krankheitsbild des Patienten ausarbeiten, um das individuell richtige homöopathische Mittel zu finden.

Roemheld-Syndrom Luftansammlung im Darm, die Beschwerden in der Herzgegend oder im Herzen hervorruft.

Sutoxisch Belastungen durch körpereigene Gifte (Schlacke).

Thymusdrüse Drüse, die bis zur Pubertät an Größe zunimmt und sich dann langsam zurückbildet. Sitz: in der Nähe der Schilddrüse hinter dem Brustbein. Die Thymusdrüse ist von grundlegender Bedeutung für die Funktion des Immunsystems.

Umstimmungstherapie Therapeutisches Prinzip aus dem Bereich der Erfahrungsheilkunde bzw. Alternativmedizin, das durch orale und parenterale (= unter Umgehung des Verdauungstrakts) Zufuhr von Stoffen, bestimmter Naturheilmittel, zu einer Änderung der vegetativen Reaktionslage bzw. Anregung der Immunität führen soll. Zur Anwendung kommen unter anderem pflanzliche Eiweiße, Suspensionen abgetöteter Bakterien, Schwefelsuspensionen, in Öl oder Gelatine sowie Eigenhämolysate aus Blut, Urin usw. (Unter Suspensionen versteht man Aufschwemmungen feinstverteilter fester Stoffe in einer Flüssigkeit.) Weitere umstimmende Maßnahmen können auch durch Fieberbehandlung, verschiedene diätetische Programme, Sport- und Bewegungstherapie, Klima- und Balneotherapie (= Behandlung durch Heilbäder) sowie Phytotherapie erreicht werden.

Literaturverzeichnis

Bachmann, Christian: *Die Krebsmafia*, Frankfurt am Main 1983

Bässler, K.-H., u. a. (Hg.): *Vitamin-Lexikon*, Stuttgart 1992
Becker, Robert: *Der Funke des Lebens*, München 1994
Beschluß des Bundesrates zum Vorschlag einer Verordnung des Rates über neuartige Lebensmittel und neuartige Lebensmittelzutaten, Bundesratsdrucksache 550/92
Bischof, Marco: »Das ›Lebensfeld‹«, *Esotera*, 8/1992
Brätter, Peter, und H.J. Gramm (Hg.): *Mineralstoffe und Spurenelemente in der Ernährung des Menschen*, Berlin 1992
Budwig, Dr. Johanna: *Die Öl-Eiweiß-Kost*, Freiburg im Breisgau, 2. Aufl. 1968
–, *Laserstrahlen gegen Krebs*, Freiburg im Breisgau 1968
–, *Krebs ein Fettproblem?* Freiburg im Breisgau, 5. Aufl. 1967
Elmadfa, Ibrahim: *Die große GU-Vitamin- und Mineralstofftabelle*, München, 6. Aufl. 1992
Führ, M.: *Gentechnik: Das gebändigte Risiko? Zwischenbilanz nach 2 Jahren Gentechnikgesetz*, Informationsdienst Umweltrecht 4/92
Gentechnik im Supermarkt. Lebensmittel aus der Retorte, Reinbek 1993
Glenk, W.: *Enzyme, die Bausteine des Lebens*, München 1995
Hackethal, Julius: *Nachoperation*, Berlin 1987
Hingst, Wolfgang: *Zeitbombe Gentechnik*, Wien 1988
Kapfelsberger, Eva: *Iß und stirb. Chemie in unserer Nahrung*, Köln 1982

Kinadeter, Harald: *Heilung. Dimensionen einer neuen Medizin*, Knaur-Tb. 76003

Knapp, Dieter: *Gesundheit – Erkenntnis des Lebens*, Heidelberg, 2. Aufl. 1985

–, »Die bioenergetische Strahlung und homöopathische Medikamente«, *Allgemeine Homöopathische Zeitung* 1/1985 und *Erfahrungsheilkunde* 2/1985

Krämer, Walter: *Die Krankheit des Gesundheitswesens. Die Fortschrittsfalle der modernen Medizin*, Frankfurt am Main 1989

Kretschmer-Dehnhardt, Liselotte: *Die Ernährung bei Krebs und Krebsgefährdeten*, Heidelberg, 11. Aufl. 1993

Kuhl, Dr. Johannes: *Eine erfolgreiche Arznei- und Ernährungsbehandlung gutartiger und bösartiger Geschwülste*, Bern o. J., 13. Aufl.

–, *Das milchsaure Getreideschrot-Müsli als biologischer Strahlenschutz*, Bern o. J., 5. Aufl.

–, *Dichtung und Wahrheit auf dem Krebsgebiet*, Bern o. J., 6. Aufl.

Ludwig, Wolf-Dieter: *Krebs – Ausweg aus der Sackgasse*, Gehrden 1986

Mindell, Earl: *Die Vitamin-Bibel*, München 1993

Nieper, Hans A.: *Revolution in Technik, Medizin, Gesellschaft*, Oldenburg, 4. Aufl. 1983

Raaf, Hermann: *Was enthält was?* Augsburg 1995

Raphaell, Katrina: *Heilen mit Kristallen*, Knaur-Tb. 76018

Reinhard, Jürg, und Adolf Baumann (Hg.): *Unerhörtes aus der Medizin*, Bern, 3. Aufl. 1992

Rilling, Siegfried: *Kompendium der Mineralstoffe und Spurenelemente*, Heidelberg 1993

Scheffer, Mechthild: *Bach-Blütentherapie*, München, 24. Aufl. 1995

–, *Erfahrungen mit der Bach-Blütentherapie*, München, 11. Aufl. 1995

Siegenthaler, Walter: *Klinische Pathophysiologie*, Stuttgart, 7. Auflage 1994

Stark, Dr. W.: *Mahra. Die Bibel weist modernster Wissenschaft den Weg*, Lugano, 2. Aufl. 1981

–, *Magnetismus in der Therapie*, Lugano, 1981

Stumpf, Werner: *Homöopathie*, München 1990

Treven, Dr. Michael, und Peter P. Talkenberger: *Umweltmedizin. Ein neues Zeitalter der Gesundheit*, Idstein 1991

Das Wasserbuch, Katalyse e.V./Institut für angewandte Umweltforschung, Köln 1993

Will, Reinhold: *Geheimnis Wasser. Von heilenden und krankmachenden Wässern*, Knaur-Tb. 76049

Zürcher, Walter: *Alternative Heilmethoden bei Krebs*, Freiburg im Breisgau 1982

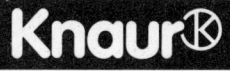

ALTERNATIV HEILEN

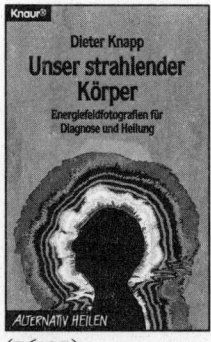

Dieter Knapp
Unser strahlender Körper
Energiefeldfotografien für
Diagnose und Heilung
ALTERNATIV HEILEN

(76127)

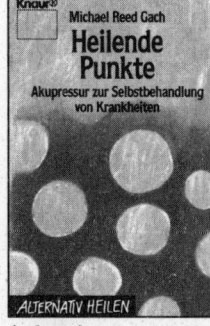

Michael Reed Gach
Heilende Punkte
Akupressur zur Selbstbehandlung
von Krankheiten
ALTERNATIV HEILEN

(76002)

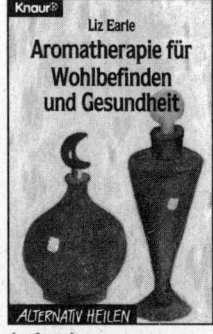

Liz Earle
**Aromatherapie für
Wohlbefinden
und Gesundheit**
ALTERNATIV HEILEN

(76131)

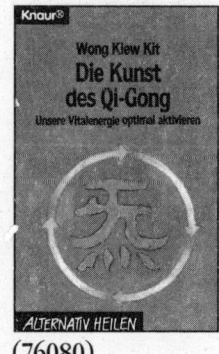

Wong Kiew Kit
**Die Kunst
des Qi-Gong**
Unsere Vitalenergie optimal aktivieren
ALTERNATIV HEILEN

(76080)

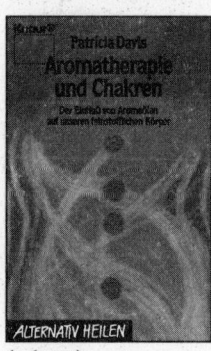

Patricia Davis
**Aromatherapie
und Chakren**
Der Einfluß von AromaÖlen
auf unseren feinstofflichen Körper
ALTERNATIV HEILEN

(76008)

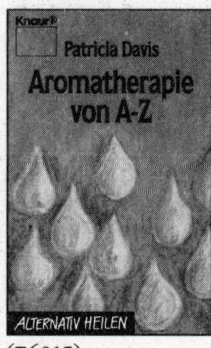

Patricia Davis
**Aromatherapie
von A-Z**
ALTERNATIV HEILEN

(76015)

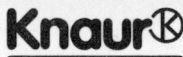

Heilung für Körper und Seele

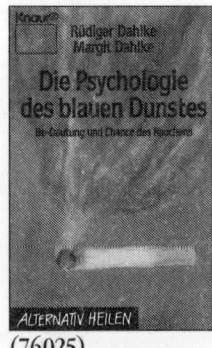

Knaur®
Rüdiger Dahlke
Margit Dahlke
**Die Psychologie
des blauen Dunstes**
Be-Deutung und Chance des Rauchens
ALTERNATIV HEILEN

(76025)

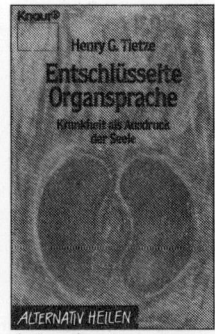

Knaur®
Henry G. Tietze
**Entschlüsselte
Organsprache**
Krankheit als Ausdruck
der Seele
ALTERNATIV HEILEN

(76023)

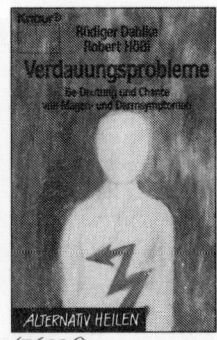

Knaur®
Rüdiger Dahlke
Robert Hößl
Verdauungsprobleme
Be-Deutung und Chance
von Magen- und Darmsymptomen
ALTERNATIV HEILEN

(76026)

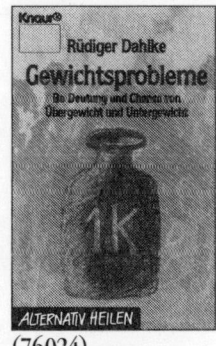

Knaur®
Rüdiger Dahlke
Gewichtsprobleme
Be-Deutung und Chance von
Übergewicht und Untergewicht
ALTERNATIV HEILEN

(76024)

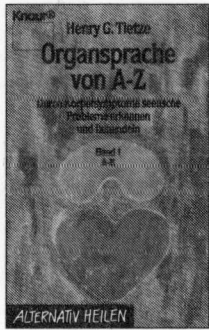

Knaur®
Henry G. Tietze
**Organsprache
von A-Z**
Darm-Körpersymptome seelische
Probleme erkennen
und behandeln
Band 1
A-K
ALTERNATIV HEILEN

(76029) in 2 Bänden

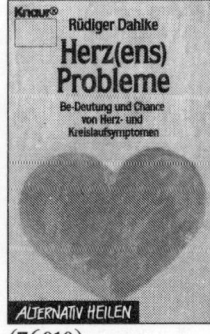

Knaur®
Rüdiger Dahlke
**Herz(ens)
Probleme**
Be-Deutung und Chance
von Herz- und
Kreislaufsymptomen
ALTERNATIV HEILEN

(76010)

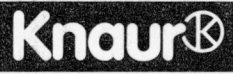

ALTERNATIV HEILEN

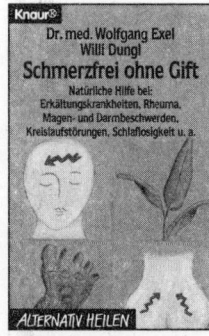

**Dr. med. Wolfgang Exel
Willi Dungl**
Schmerzfrei ohne Gift
Natürliche Hilfe bei:
Erkältungskrankheiten, Rheuma,
Magen- und Darmbeschwerden,
Kreislaufstörungen, Schlaflosigkeit u. a.

(76116)

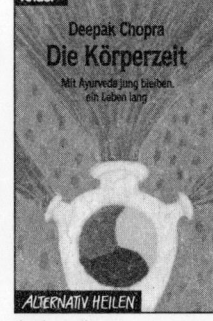

Deepak Chopra
Die Körperzeit
Mit Ayurveda jung bleiben,
ein Leben lang

(76095)

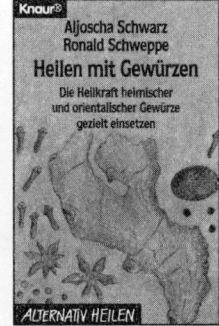

**Aljoscha Schwarz
Ronald Schweppe**
Heilen mit Gewürzen
Die Heilkraft heimischer
und orientalischer Gewürze
gezielt einsetzen

(76105)

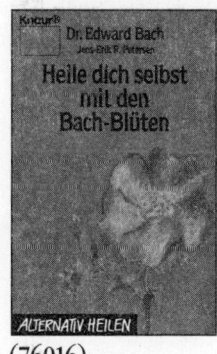

Dr. Edward Bach
Jens-Erik P. Petersen
**Heile dich selbst
mit den
Bach-Blüten**

(76016)

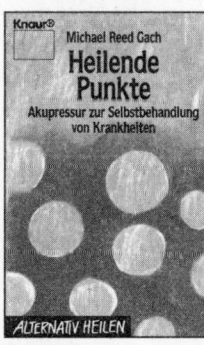

Michael Reed Gach
**Heilende
Punkte**
Akupressur zur Selbstbehandlung
von Krankheiten

(76002)

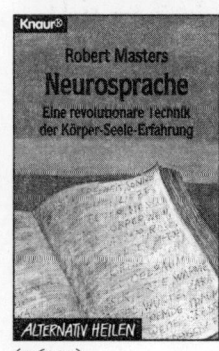

Robert Masters
Neurosprache
Eine revolutionäre Technik
der Körper-Seele-Erfahrung

(76121)

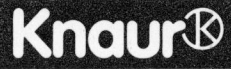

ALTERNATIV HEILEN

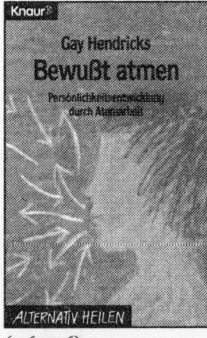

Gay Hendricks
Bewußt atmen
Persönlichkeitsentwicklung
durch Atemarbeit

ALTERNATIV HEILEN

(76086)

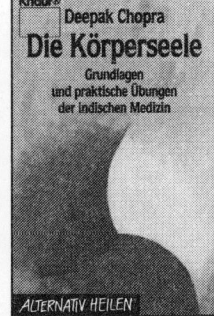

Deepak Chopra
Die Körperseele
Grundlagen
und praktische Übungen
der indischen Medizin

ALTERNATIV HEILEN

(76009)

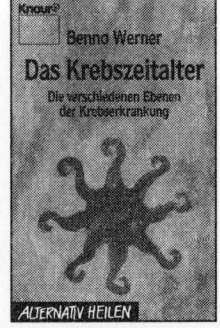

Benno Werner
Das Krebszeitalter
Die verschiedenen Ebenen
der Krebserkrankung

ALTERNATIV HEILEN

(76040)

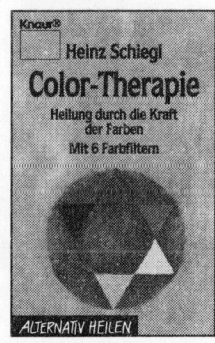

Heinz Schiegl
Color-Therapie
Heilung durch die Kraft
der Farben
Mit 6 Farbfiltern

ALTERNATIV HEILEN

(76041)

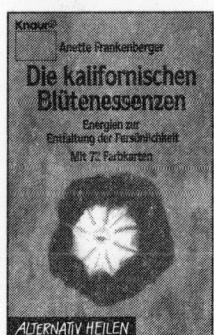

Anette Frankenberger
**Die kalifornischen
Blütenessenzen**
Energien zur
Entfaltung der Persönlichkeit
Mit 72 Farbkarten

ALTERNATIV HEILEN

(76036)

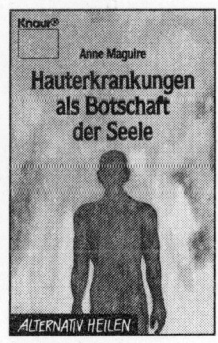

Anne Maguire
**Hauterkrankungen
als Botschaft
der Seele**

ALTERNATIV HEILEN

(76039)